大医释问丛书

一本书读懂
灸法

主编 李 杨 张文放 杨建宇

中原农民出版社

·郑州·

图书在版编目（CIP）数据

一本书读懂灸法 / 李杨，张文放，杨建宇主编 . —郑州：中原农民出版社，2020.6

（大医释问丛书）

ISBN 978-7-5542-2287-4

Ⅰ . ①一… Ⅱ . ①李… ②张… ③杨… Ⅲ . ①灸法—问题解答 Ⅳ . ① R245.8-44

中国版本图书馆CIP数据核字（2020）第069341号

一本书读懂灸法

YIBENSHU DUDONG JIUFA

出版社： 中原农民出版社

地址： 河南省郑州市郑东新区祥盛街27号7层

邮编： 450016   **电话：** 0371-65751257

发行： 全国新华书店

承印： 新乡市豫北印务有限公司

开本： 710mm×1010mm		1/16
印张： 8		
字数： 108千字		
版次： 2020年11月第1版		**印次：** 2020年11月第1次印刷

书号： ISBN 978-7-5542-2287-4   **定价：** 32.00元

本书如有印装质量问题，由承印厂负责调换

编委会

主　编　李　杨　张文放　杨建宇

编　委　孙金玲　李跃科　张朝杰

内容提要

　　灸法是中医治疗方法中一项重要的内容，是指用艾绒或其他药物在人体皮肤表面的腧穴上烧灼、温熨等，借助热力刺激穴位来防治疾病的一种方法，具有简单易学、操作方便、效果良好的特点，因此受到人们的热爱。

　　本书主要介绍了灸法的基本知识、适用人群、适应疾病、注意事项、常用穴位、如何确定穴位等内容，在治疗疾病部分论述非常详尽，包括适应证、操作方法、选穴定位原则等，以及相应的可治疗的疾病包括感冒、咳嗽、中风、头痛、胃痛、便秘、扭挫伤、泄泻、呕吐、痛经、小儿泄泻、小儿遗尿、小儿呕吐等。

　　希望通过本书的介绍能够给中医从业人员及爱好者提供一个切实有用的参考，达到治疗疾病、预防保健的效果。

目 录

基础知识

治疗疾病

养生保健美容

附 穴位图

基础知识

1 什么是灸法？

灸法是用艾绒或其他药物在人体皮肤表面的腧穴上烧灼、温熨等，借助火的热力以及药物的作用，通过经络的传导，温通气血，扶正祛邪，达到治疗疾病和预防保健的方法。

2 什么样的人不适合用灸法？

◎ 凡是低热、觉得口干，或者高热、身体躁热者，不宜使用灸法。

◎ 有传染病的人一般不宜用灸法。

◎ 孕妇，过饿、过饱、喝醉酒、受到惊吓者，精神病者禁用灸法。

◎ 面部、眼睛周围、心脏、大血管、嘴唇、肛门等处不用瘢痕灸，一般灸法也应该慎用。

3 灸法可以治疗哪些疾病？

灸法能治疗多种疾病，还可以用于美容、保健、养生等，尤其对慢性虚弱性疾病及风寒湿邪为患的病症效果更好。

◎ 灸法有温补中气、回阳固脱的作用，可以用来治疗久泄、久痢、遗尿、崩漏、脱肛等病症。

◎ 灸法有温经通络、行气活血、祛湿散寒的作用，所以能治疗风、寒、湿邪为患的病症以及气血虚弱引起的眩晕、贫血、月经不调等病症。

◎ 灸法还有消瘀散结的作用，可以治疗乳痈初起、瘰疬、疖肿未化脓等病症。

☺ 隔姜灸有解表散寒、温中止呕的功能，可以治疗外感表证、泄泻、腹痛以及虚寒性呕吐等病症。

☺ 隔盐灸有温中散寒、回阳固脱的作用，可用于腹痛、虚脱、泄泻等病症。

☺ 隔蒜灸有清热、解毒、杀虫的作用，可用于毒虫咬伤、疖肿、疮疡等病症。

☺ 附子饼灸有温肾壮阳的作用，可以治疗遗精、阳痿、早泄等病症。

☺ 经常灸大椎、关元、气海、足三里等经穴，能增强抗病能力，起到保健养生的作用。

 用灸法时应该注意哪些情况?

☺ 施灸时，应注意安全，防止艾绒脱落，烧损皮肤或衣物等。

☺ 室内温度要求适中，以防止感冒。在进行灸法之前先检查患者是否适合用灸法，要进行灸法的穴位应用 75% 的酒精（乙醇）常规消毒，尤其是瘢痕灸，以防止感染。

☺ 灸法的程序一般是上部、背部、后下部、腹部。先灸头身，后灸四肢。但在特殊情况下也可以灵活运用。

☺ 施灸后，一般的局部红晕不用处理，属于正常现象，但应该注意一定不要在灸后用力摩擦。若灸处出现小水疱，可用敷料包扎一下，但是注意不能擦破，应让其自行吸收。水疱较大时，用消毒针头穿破，排出水液包扎即可。化脓灸要包扎好灸的部位，并密切注视局部变化，保持局部干燥清洁，待其自愈。若有感染时，应按外科化脓感染常规处理。

 常用的灸法有哪些?

（1）直接灸：就是将大小合适的艾炷，直接放在皮肤上灸。如果灸时需将皮肤烧伤化脓，愈后留有瘢痕者，叫瘢痕灸；如果不使皮肤烧伤化脓，不留瘢痕的，叫无瘢痕灸。

1）瘢痕灸：又叫化脓灸，是施灸时先在将要灸的经穴部位涂以少量的大蒜汁，以增加黏附和刺激作用，然后将大小合适的艾炷放在经穴上，用火点燃艾炷施灸。每个艾炷为一壮，每壮艾炷必须燃尽，除去灰烬后，才可以继续换下一个艾炷再灸，直到规定壮数灸完为止。施灸时产生疼痛，此时可用手在灸的经穴周围轻轻拍打，借以缓解疼痛。在正常情况下，灸后1周左右，施灸的部位化脓形成灸疮，5～6周灸疮自行痊愈，结痂脱落后留下瘢痕。临床上常用于治疗哮喘、肺结核、瘰疬等慢性疾病。

2）无瘢痕灸：是施灸时先在所灸的经穴部位涂上少量的凡士林，使艾炷好黏附在皮肤上，然后将大小合适的艾炷，放在经穴上点燃施灸。当灸炷烧得剩2/5或1/4而患者感到微有灼痛时，便可换下一个艾炷再灸。若用麦粒大的艾炷施灸，当患者感到有灼痛时，术者可用镊子柄将艾炷熄灭，为一壮，然后换一个穴位进行灸法，直到规定壮数灸完为止。一般应灸到局部皮肤发红而不起水疱。因为皮肤没有烧伤，故灸后不化脓，不留瘢痕。

（2）间接灸：就是用药物将艾炷与灸的经穴部位的皮肤隔开灸。如隔姜灸、隔盐灸等。

1）隔姜灸：就是用鲜姜切成长2～3厘米、厚0.2～0.3厘米的薄片，姜片的中间用针扎几个眼，然后将姜片放在应灸的经穴部位或患处，再将艾炷放在姜片上点燃施灸。当艾炷烧完，换下一个艾炷继续施灸，规定壮数灸完为止，皮肤红晕而不起水疱。

2）隔蒜灸：是用鲜大蒜头，切成厚0.2～0.3厘米的薄片，中间用针扎几个眼，放置于应灸的经穴处或患处，然后将艾炷放在蒜片上点燃施灸。等艾炷燃烧完以后，换下一个艾炷继续灸，直至灸完规定的壮数。

3）隔盐灸：是用干净的食盐填在肚脐里，或在盐上再放置一片薄姜片，上面放置大艾炷施灸。

4）隔附子饼灸：是将附子研成粉末，用酒混合后做成直径约3厘米、厚约0.8厘米的附子饼，中间用针扎几个眼，放在应灸的经穴处或患处，上面再放艾炷施灸，直到灸完所规定壮数为止。

（3）艾条灸：就是用纯净细软的艾绒卷成直径约1.5厘米的圆柱形的艾卷，要求卷紧，外面裹上质地柔软疏松而又坚韧的桑皮纸，用胶水等封口做成艾条。也有每条艾卷中掺入肉桂、干姜、丁香、独活、细辛、白芷、雄黄各等份的细末6克。也可以直接在药店买艾条。施灸的治疗方法分温和灸和雀啄灸。

1）温和灸：是施灸时将艾条的一端点燃，对准应灸的经穴部位或患处，距皮肤2～3厘米处进行熏烤。熏烤使患者局部有温热感而无烧痛感为好，一般每处灸5～7分钟，灸至皮肤红晕。对于昏厥、局部知觉迟钝的患者，术者可将中指、食指分开，放在施灸部位的两侧，这样可以通过术者手指的感觉来测知患者局部的受热程度，以便随时调节施灸的距离以防止烫伤。

2）雀啄灸：是施灸时，艾条点燃的一端与施灸部位的皮肤并不固定在一定距离，而是像鸟雀吃食一样，一上一下活动着施灸。另外，也可均匀地上下或左右方向移动或反复地旋转施灸。

（4）温针灸：是针刺与艾灸结合应用的一种治疗方法，适用于既需要留针又适宜用艾灸的病症。操作时，将针刺入经穴产生酸、麻、胀、痛的感觉后，并给予适当提、插、捻、转而留针，继将纯净、细软的艾绒捏在针柄上，或用一段长约2厘米的艾条，插在针柄上，点燃施灸。待艾绒或艾条烧完后，除去灰烬，取出针。

（5）温灸器灸：是用金属特制的一种圆筒灸具进行灸治，又称温筒灸。它的筒底有尖的也有平的，筒内套有小筒，小筒四周有孔。在进行灸法的时候，将艾绒或者掺入药物的艾绒，装入温灸器的小筒，点燃后，将温灸器的盖扣好，放置在经穴或应该灸的部位进行灸法，直到所灸部位的皮肤红晕才可以停止。

6 如何寻找确定施灸的穴位？

在进行家庭施灸防治疾病、养生保健时，首先可参考本书中"治疗疾病"或"养生保健美容"等章节中具体论述的穴位部位大致先找一下，然后比对本书图中所标示穴位的具体穴位位置，找到准确的穴位。为了更精准地判断穴位点，可以用手指用力点压此穴位点，如果有酸、胀、麻、痛等感觉，就印证了所选穴位点的准确性。如果实在不能十分准确地选定穴位点，大致位置基本不差也行，因为灸法的热力或药力是散发的。当然，有机会请教一下此方面的专家会更好。

治疗疾病

 感冒

（1）主穴：

大椎 在后正中线上，第七颈椎棘突下凹陷中。

肺俞 在背部，第三胸椎棘突下，旁开 1.5 寸。

风门 在背部，第二胸椎棘突下，旁开 1.5 寸。

（2）配穴：

足三里 在小腿前外侧，犊鼻穴下 3 寸，距胫骨前缘一横指。

迎香 鼻翼旁 0.5 寸，鼻唇沟中。

曲池 在肘区，在尺泽与肱骨外上髁连线中点凹陷处。

天突 胸骨上窝正中。

（3）操作方法：

温和灸 用艾条施灸，每穴灸 15～30 分钟，每日 1～2 次，3～6 次为 1 个疗程。

隔姜灸 艾炷如花生粒大，每穴灸 5～7 壮，每日 1～2 次，3～6 次为 1 个疗程。

无瘢痕灸 艾炷如麦粒大，每穴灸 5～10 壮，每日 1 次，3～6 次为 1 个疗程。

药物灸 偏于风寒感冒的患者，以白芥子 100 克，将其粉碎成白芥子末，然后过筛，取鸡蛋 1～2 个，用蛋清和药末混合调成糊状，灸神阙（在腹中部，脐中央），涌泉（足底部，足趾跖屈时呈凹陷中），大椎，用纱布盖住所灸的穴位，用胶布固定，让患者盖上被子睡卧，等到患者微微出汗则为痊愈。

若偏于风热感冒，取淡豆豉 30 克，连翘 15 克，薄荷 9 克，混合粉碎过筛。先取药末 20 克，加入葱白适量，捣烂成膏，灸风池（在颈部，枕骨之下，与风府相平，胸锁乳突肌与斜方肌上端之间的凹陷中），风府（在颈部，后发际正中直上 1 寸，枕外隆凸直下，两侧斜方肌之间凹陷中），大椎；用纱布盖住所灸的穴位，胶布固定。再取药末 15 克，填于神阙内，然后把冷水滴在药上，周围用布或面糊围圈，以防外溢。

♡ 鼻塞者，加迎香。

♡ 发热者，加曲池。

♡ 咳嗽者，加天突。

（4）特别提示：

♡ 经常患感冒的人应注意锻炼身体，预防感冒。

♡ 病重者应卧床休息，室内要通风，保持安静清洁，多喝开水。

 咳嗽

（1）主穴：

大椎 在后正中线上，第七颈椎棘突下凹陷中。

大杼至肺俞 大杼（在背部，第一胸椎棘突下，旁开 1.5 寸）至肺俞（在背部，第三胸椎棘突下，旁开 1.5 寸）。

神堂 在背部，第五胸椎棘突下，旁开 3 寸。

（2）配穴：

列缺 屈手腕时，手腕上有一条横纹，手心向前，在腕横纹上 1.5 寸。

合谷 在手背上，第一、第二掌骨间，第二掌骨桡侧的中点。

风池 在颈部，枕骨之下，与风府相平，胸锁乳突肌与斜方肌上端之间的凹陷中。

丰隆 在小腿前外侧，外踝尖上 8 寸，条口外 1 寸。

太渊 屈手腕时手腕上有一条横纹，手心向前，在腕横纹的外侧。

膻中 在胸部，前正中线上，平第四肋间隙，两乳头连线的中点。

太白　在足内侧缘，足大趾本节第一跖趾关节后下方赤白肉际凹陷中。

曲池　在肘区，在尺泽与肱骨外上髁连线中点凹陷处。

外关　在前臂背侧，阳池与肘尖的连线上，腕背横纹上2寸，尺骨与桡骨之间。

脾俞　在背部，第十一胸椎棘突下，旁开1.5寸。

三阴交　在小腿内侧，足内踝尖上3寸，胫骨内侧缘后方。

（3）操作方法：

温和灸　用艾条施灸，每穴灸20～30分钟，每日1～2次，3～5次为1个疗程。

隔姜灸　艾炷如花生粒大，每穴灸5～7壮，每日1～2次，3～5次为1个疗程。

无瘢痕灸　艾炷如麦粒大，每穴灸5～8壮，每日1次，3～5次为1个疗程。

药物灸　有咳痰色白的患者，以附子80克，将其粉碎成附子末，然后过筛，取鸡蛋1～2个，用鸡蛋清和药末混合调成糊状，灸肺俞、大杼、大椎穴，用纱布盖住所灸的穴位，用胶布固定。

若有咳痰色黄的患者，取黄连20克，黄柏30克，薄荷10克，混合粉碎过筛。先取药末20克，加入葱白适量，捣烂成膏，灸曲池与风府（在颈部，后发际正中直上1寸，枕外隆凸直下，两侧斜方肌之间凹陷中），三阴交；用纱布盖住所灸的穴位，胶布固定。

☺ 咽喉肿痛者，加列缺。

☺ 怕冷者，加合谷、风池。

☺ 痰多者，加丰隆、太渊、太白。

☺ 胸闷者，加膻中。

☺ 发热者，加曲池、外关。

☺ 脾虚者，加脾俞、三阴交。

（4）特别提示：

☺ 本病的患者应戒烟、戒酒。

☺ 患者应增强体质，预防感冒，特别注意在季节交替或气温变化较大时的调护，平时要注意防寒保暖。

 3 支气管炎

（1）主穴：

大椎 在后正中线上，第七颈椎棘突下凹陷中。

肺俞 在背部，第三胸椎棘突下，旁开 1.5 寸。

膻中 在胸部，前正中线上，平第四肋间隙，两乳头连线的中点。

天突 胸骨上窝正中。

（2）配穴：

风门 在背部，第二胸椎棘突下，旁开 1.5 寸。

身柱 在背部，后正中线上，第三胸椎棘突下凹陷中。

膏肓穴 在背部，第四胸椎棘突下，旁开 3 寸。

脾俞 在背部，第十一胸椎棘突下，旁开 1.5 寸。

肾俞 在腰部，第二腰椎棘突下，旁开 1.5 寸。

足三里 在小腿前外侧，犊鼻穴下 3 寸，距胫骨前缘一横指。

丰隆 在小腿前外侧，外踝尖上 8 寸，条口外 1 寸。

定喘穴 大椎穴旁开 0.5 寸。

曲池 在肘区，在尺泽与肱骨外上髁连线中点凹陷处。

（3）操作方法：

温和灸 每穴灸 10 ～ 20 分钟，每日 1 ～ 2 次，5 ～ 10 次为 1 个疗程。

隔姜灸 艾炷如枣核大，每穴灸 5 ～ 7 壮，每日或隔日 1 次，7 ～ 10 次为 1 个疗程。

隔蒜灸 艾炷如枣核大，每穴灸 5 ～ 7 壮，每日或隔日 1 次；急性、重症每日 2 次，7 ～ 10 次为 1 个疗程。

无瘢痕灸 艾炷如麦粒大，每穴灸 3 ～ 7 壮，每日或隔日 1 次，5 ～ 10 次为 1 个疗程。

药物灸 将适量的大蒜、醋少许分开放，先将大蒜捣成泥样，加少许醋调成糊状，用纱布包好，灸天突穴每日1次，灸4～5天，注意大蒜不要与皮肤直接接触。

☼ 急性支气管炎者，加风门、身柱。

☼ 慢性支气管炎者，加膏肓穴、脾俞、肾俞、足三里。

☼ 痰多者，加丰隆。

☼ 喘息者，加定喘穴。

☼ 发热者，加曲池。

（4）特别提示：

☼ 对本病发作期或初发者应积极用灸法施治，若久病者，应配合其他疗法治疗。

☼ 本病的患者应戒烟、戒酒。

☼ 患者应增强体质，预防感冒，尤其在季节交替或气温变化较大时要特别注意防寒保暖。

 哮喘

（1）主穴：

1）发作期：

大椎 在后正中线上，第七颈椎棘突下凹陷中。

风门 在背部，第二胸椎棘突下，旁开1.5寸。

肺俞 在背部，第三胸椎棘突下，旁开1.5寸。

身柱 在背部，后正中线上，第三胸椎棘突下凹陷中。

2）缓解期：

大椎 在后正中线上，第七颈椎棘突下凹陷中。

肺俞 在背部，第三胸椎棘突下，旁开1.5寸。

脾俞 在背部，第十一胸椎棘突下，旁开1.5寸。

肾俞 在腰部，第二腰椎棘突下，旁开1.5寸。

中脘 在上腹部，前正中线上，脐中上4寸。

命门 在腰部，后正中线上，第二腰椎棘突下凹陷中。

气海 在下腹部，前正中线上，脐中下 1.5 寸。

足三里 在小腿前外侧，犊鼻穴下 3 寸，距胫骨前缘一横指。

（2）配穴：

天穴 胸骨上窝正中。

膻中 在胸部，前正中线上，平第四肋间隙，两乳头连线的中点。

丰隆 在小腿前外侧，外踝尖上 8 寸，条口外 1 寸。

以上主穴每次任选 3～4 穴。

（3）操作方法：

温和灸 每穴灸 5～10 分钟，每日或隔日 1 次，7～10 次为 1 个疗程。

无瘢痕灸 艾炷如花生粒大，每穴灸 8～10 壮，每日或隔日 1 次，7～10 次为 1 个疗程。

瘢痕灸 艾炷如麦粒大，每穴灸 5～7 壮，每隔 7～10 天 1 次，6～10 次为 1 个疗程，适用于缓解期。

药物灸 备麝香 1～1.5 克，大蒜 30～60 克。先将麝香研为细末，均匀地撒在第七颈椎棘突下至第十二胸椎棘突下，宽 2.4～3.3 厘米；再将大蒜捣成泥状，覆盖于麝香上。灸 60～120 分钟，将麝香和大蒜泥取下。局部皮肤可见充血，或有烧灼疼痛感。如有水疱，可清洁局部皮肤，待干，涂以硼酸软膏，覆以纱布，胶布固定。10～15 日灸 1 次，连灸 2 次。大部分只灸 1 次即见效。连灸 3 次可巩固疗效。

☺ 胸闷者选 3～4 个主穴，加天突、膻中。

☺ 痰多者选 3～4 个主穴，加丰隆。

（4）特别提示：

☺ 由于本病多发于寒冷的冬天，应重视冬病夏治，及时以灸法巩固疗效。

☺ 过敏性哮喘应避免接触诱发因素，以利于根治。

☺ 如哮喘急性发作，持续时间长，灸法对其无明显改善时，应配合其他方法综合治疗。

5 肺结核

(1) 主穴：

肺俞 在背部，第三胸椎棘突下，旁开 1.5 寸。

膻中 在胸部，前正中线上，平第四肋间隙，两乳头连线的中点。

膏肓 在背部，第四胸椎棘突下，旁开 3 寸。

(2) 配穴：

太溪 在足内侧、内踝后方，内踝尖与跟腱之间的凹陷中。

孔最 在尺泽穴与太渊穴连线上，腕横纹上 7 寸。

肾俞 在腰部，第二腰椎棘突下，旁开 1.5 寸。

归来 在下腹部，脐中下 4 寸，距前正中线 2 寸。

关元 在下腹部，前正中线上，脐中下 3 寸。

(3) 操作方法：

温和灸 每穴灸 5～10 分钟，每日或隔日 1 次，7～10 次为 1 个疗程。

无瘢痕灸 艾炷如花生粒大，每穴灸 5～7 壮，每日或隔日 1 次，7～10 次为 1 个疗程。

药物灸 将白芥子 5 克研成细末，加适量醋调成糊状，取适量灸于结核穴（大椎穴旁开 3.5 寸），大椎（在后正中线上，第七颈椎棘突下凹陷中），风门（在背部，第二胸椎棘突下，旁开 1.5 寸），肺俞，心俞（在背部，第五胸椎棘突下，旁开 1.5 寸），肾俞，每次灸 3 个穴位，余穴轮流灸用。灸后 3 小时局部皮肤烧灼、充血、起水疱，按常规处理。一般 4～5 日灸 1 次，3 个月为 1 个疗程。

☺ 潮热盗汗者，加太溪。

☺ 咯血者，加孔最。

☺ 遗精者，加肾俞。

☺ 月经不调者，加归来、关元。

(4) 特别提示：

☺ 本病在用灸法治疗时，一定要配合药物治疗。

✆ 本病应加强营养，保持精神愉快。增强抵抗力对本病的康复有一定的作用。

✆ 注意处理患者的痰液，保持室内通风、空气清新，消毒患者使用过的餐具，以防传染。

高血压

（1）主穴：

涌泉　在足底部，足趾跖屈时呈凹陷中。

百会　后发际正中直上7寸，或头部正中线与两耳尖连线的交点处。

曲池　在肘区，在尺泽与肱骨外上髁连线中点凹陷处。

足三里　在小腿前外侧，犊鼻穴下3寸，距胫骨前缘一横指。

悬钟　在小腿外侧，外踝尖上3寸，腓骨前缘。

（2）配穴：

风池　在颈部，枕骨之下，风府相平，胸锁乳突肌与斜方肌上端之间的凹陷中。

太冲　在足背，第一、第二跖骨结合部前方凹陷中。

安眠点　翳风与风池连线的中点。

肝俞　在背部，第九胸椎棘突下，旁开1.5寸。

肾俞　在腰部，第二腰椎棘突下，旁开1.5寸。

内关　在前臂掌侧，曲泽与大陵的连线上，腕横纹上2寸，掌长肌腱与桡侧腕屈肌腱之间。

（3）操作方法：

温和灸　每穴可灸15～20分钟，每日1～2次，15次为1个疗程。

隔姜灸　艾炷如黄豆或枣核大，每穴灸5～7壮，每日或隔日1次，10～15次为1个疗程。

无瘢痕灸　艾炷如麦粒大，每穴灸3～5壮，每日或隔日1次，10次为1个疗程。

瘢痕灸　艾炷如麦粒大，灸到皮肤起一个小水疱为止，第二天如果灸水疱没有其他的变化，则在原穴上再灸，一直灸到皮肤起水疱为止，灸水疱愈合后再灸。本法适用于灸足三里、悬钟。

药物灸　以吴茱萸、食醋各适量，并将吴茱萸研为细末，取 15～30 克，用食醋适量调成糊状，于睡前敷于两足涌泉穴上用纱布包扎，胶布固定。灸涌泉穴每日 1 次，轻症灸 1 次即可，重症可连灸 3～5 次。

☙ 头痛、头晕者，加风池。

☙ 失眠多梦者，加太冲、安眠点。

☙ 耳鸣眼花者，加肝俞、肾俞。

☙ 心慌者，加内关。

（4）特别提示：

☙ 灸法对一些原发性高血压效果较好，高血压危象患者应去医院治疗。

☙ 高血压患者要尽量保持心情舒畅，少思虑、恼怒、操劳，精神上要放松。

☙ 饮食上要低脂、少油腻、戒辛辣；生活上要戒烟酒。

 低血压

（1）主穴：

百会　后发际正中直上 7 寸，或头部正中线与两耳尖连线的交点处。

足三里　在小腿前外侧，犊鼻穴下 3 寸，距胫骨前缘一横指。

（2）配穴：

心俞　在背部，第五胸椎棘突下，旁开 1.5 寸。

内关　在前臂掌侧，曲泽与大陵的连线上，腕横纹上 2 寸，掌长肌腱与桡侧腕屈肌腱之间。

关元　在下腹部，前正中线上，脐中下 3 寸。

气海　在下腹部，前正中线上，脐中下 1.5 寸。

中脘　在上腹部，前正中线上，脐中上 4 寸。

脾俞　在背部，第十一胸椎棘突下，旁开 1.5 寸。

肝俞　在背部，第九胸椎棘突下，旁开 1.5 寸。

（3）操作方法：

温和灸 每穴灸20～30分钟，每日1次，10～15次为1个疗程。

无瘢痕灸 艾炷如麦粒大，每穴灸3～5壮，2～3天灸1次，10次为1个疗程。

☺ 心慌者，加心俞、内关。

☺ 头昏、易疲劳者，加关元、气海。

☺ 直立性低血压者，若站起时血压降低，加中脘、脾俞、肝俞。

（4）特别提示：

☺ 注意营养调配，克服偏食的习惯。

☺ 加强安全意识，防止外伤失血。

☺ 适当进行体育锻炼，增强体质。

 脑出血

（1）主穴：

足三里 在小腿前外侧，犊鼻穴下3寸，距胫骨前缘一横指。

悬钟 在小腿外侧，外踝尖上3寸，腓骨前缘。

（2）配穴：

风池 在颈部，枕骨之下，与风府相平，胸锁乳突肌与斜方肌上端之间的凹陷中。

大椎 在后正中线上，第七颈椎棘突下凹陷中。

神门 在腕部，腕掌横纹尺侧端，尺侧腕屈肌腱的桡侧凹陷中。

肾俞 在腰部，第二腰椎棘突下，旁开1.5寸。

外关 在前臂背侧当阳池与肘尖的连线上，腕背横纹上2寸，尺骨与桡骨之间。

阳陵泉 在小腿外侧，腓骨小头前下方凹陷中。

（3）操作方法：

温和灸 以艾条灸，每穴可灸15～20分钟，每日或隔日1次，15次为1个疗程。

无瘢痕灸 艾炷如麦粒大，每穴灸 7 壮，隔日 1 次，15 次为 1 个疗程。

瘢痕灸 艾炷如麦粒大，灸至穴位上起小水疱为止，并用胶布外贴固定。次日若灸水疱已发，则待灸水疱愈后再灸；若灸水疱未发，则在原穴上再灸，直到起水疱为止。本法适用于灸足三里、悬钟。

☺ 头晕头痛者，加风池、大椎。

☺ 健忘失眠者，加神门、肾俞。

☺ 肢体麻木者，加外关、阳陵泉。

（4）特别提示：

☺ 患者平时应经常做头面部的穴位保健，如按揉太阳（眉梢与目外眦之间向后约 1 寸凹陷中），率谷（耳尖直上，入发际 1.5 寸），风池等，或用梳子梳按头皮，刺激头部。

☺ 起居要有规律，保证充足的睡眠。

☺ 多食清淡、低脂食物。

 中风

（1）主穴：

肩髃 在肩部三角肌上，臂外展或向前平伸时，肩峰前下方凹陷中。

曲池 在肘区，在尺泽与肱骨外上髁连线中点凹陷处。

足三里 在小腿前外侧，犊鼻穴下 3 寸，距胫骨前缘一横指。

百会 后发际正中直上 7 寸，或头部正中线与两耳尖连线的交点处。

承灵 目正视，瞳孔直上，眉上 5 寸。

曲鬓 耳前鬓发后缘直上，平角孙穴处。

悬钟 在小腿外侧，外踝尖上 3 寸，腓骨前缘。

阳陵泉 在小腿外侧，腓骨小头前下方凹陷中。

（2）配穴：

气海 在下腹部，前正中线上，脐中下 1.5 寸。

肝俞 在背部，第九胸椎棘突下，旁开 1.5 寸。

脾俞 在背部，第十一胸椎棘突下，旁开 1.5 寸。

中脘　在上腹部，前正中线上，脐中上4寸。

巨阙　在上腹部，前正中线上，脐中上6寸

地仓　在面部，口角外侧，上直瞳孔。

颊车　在面颊部，下颌角前上方约一横指，咀嚼时咬肌隆起，按之凹陷中。

隐白　在足大趾末节内侧，距趾甲角0.1寸。

神庭　前发际正中直上0.5寸。

风市　在大腿外侧部的中线上，腘横纹上7寸或直立垂手时，中指尖处。

关元　在下腹部，前正中线上，脐中下3寸。

（3）操作方法：

温和灸　每穴灸10～15分钟，每日1次，10次为1个疗程。

隔姜灸　艾炷如枣核大，每穴灸5～7壮，每日1次，15次为1个疗程。

药物灸　准备麝香1克，冰片5克，木瓜20克，雄黄40克，川牛膝、桃仁各15克，半夏6克。把上述药物混合在一起，研成细末，分30等份，另外准备大活络丸30份，生姜末90克，每次用热米饭做成米饭饼2个，每个饼上放药末1份，大活络丸1粒，生姜末3克，敷患侧上下肢各1个穴位，晚上放在穴位上，早晨去掉，每晚灸1次，15日为1个疗程。或者用天南星1～5克，冰片少许，和以上的药物和匀，用中指蘸药末涂抹在牙齿上，反复20～30次，用来治疗口噤不开（不能张口）。

☺ 软瘫者，加气海、肝俞、脾俞。

☺ 硬瘫者，加中脘、巨阙、肝俞。

☺ 口角㖞斜者，加地仓、颊车。

☺ 肢体麻木者，加隐白、神庭。

☺ 症状反复发作者，加风市、中脘、关元。

（4）特别提示：

☺ 中风初起病情危重者，应尽量在原地抢救，避免搬动颠簸，以防止病情恶化，并且治疗应该采取中西医结合疗法。

☺ 病变早期肢体软瘫，在脑出血急性期后可应用电针治疗，使肢体有节律地抽动，以促进肌力、肌张力的恢复。病变后期肢体呈硬瘫，应选远端

手足经穴施灸，既可减缓上肢屈肌、下肢内侧伸肌肌张力增高，又可活动肘关节、膝关节。

❤ 患者灸治同时，应积极配合功能锻炼。

 10 头痛

（1）主穴：

通天 在头部，前发际正中直上 4 寸，旁开 1.5 寸。

悬钟 在小腿外侧，外踝尖上 3 寸，腓骨前缘。

阿是穴 压痛点或其他反应点。

（2）配穴：

合谷 在手背上，第一、第二掌骨间，第二掌骨桡侧的中点。

太阳 眉梢与目外眦之间向后约 1 寸凹陷中。

阳陵泉 在小腿外侧，腓骨小头前下方凹陷中。

涌泉 足底部，足趾跖屈时呈凹陷中。

（3）操作方法：

温和灸 每穴可灸 15 ～ 30 分钟，每日 1 次，10 次为 1 个疗程。

隔姜灸 艾炷如麦粒或黄豆大，每穴可灸 3 ～ 10 壮，每日 1 次，10 ～ 15 次为 1 个疗程。

药物灸 吴茱萸、醋各适量，先将吴茱萸研末，和醋调在一起敷在涌泉穴上，每日灸 1 次，7 日为 1 个疗程。

如果偏头痛，可以用药物灸，将白附子 3 克，葱白 15 克捣烂如糊状，灸痛侧的太阳穴，以胶布固定。

（4）特别提示：

❤ 如果为头部实质性病变则疗效不好，故在进行灸法治疗前，应及时进行鉴别诊断，以便正确地治疗。

❤ 高血压患者常因药物降压过快导致头痛，应调整药量，缓慢降压。

❤ 患者应经常做头面部的穴位按摩，如按揉太阳，率谷（耳尖直上，入发际 1.5 寸），风池（在颈部，枕骨之下，与风府相平，胸锁乳突肌与斜方肌上端之间的凹陷中），或以梳子梳按头皮，刺激头部。

☺ 舒畅情志，保证充分的睡眠和休息。

11 癫痫

（1）主穴：

百会 后发际正中直上 7 寸，或头部正中线与两耳尖连线的交点处。

大椎 在后正中线上，第七颈椎棘突下凹陷中。

身柱 在背部，后正中线上，第三胸椎棘突下凹陷中。

筋缩 在背部，后正中线上，第九胸椎棘突下凹陷中。

肝俞 在背部，第九胸椎棘突下，旁开 1.5 寸。

心俞 在背部，第五胸椎棘突下，旁开 1.5 寸。

神堂 在背部，第五胸椎棘突下，旁开 3 寸。

巨阙 在上腹部，前正中线上，脐中上 6 寸。

鸠尾 剑突端处。

（2）配穴：

涌泉 足底部，足趾跖屈时呈凹陷中。

太冲 在足背，第一、第二跖骨结合部前方凹陷中

合谷 在手背上，第一、第二掌骨间，第二掌骨桡侧的中点。

神阙 在腹中部，脐中央。

足三里 在小腿前外侧，犊鼻穴下 3 寸，距胫骨前缘一横指。

丰隆 在小腿前外侧，外踝尖上 8 寸，条口外 1 寸。

中脘 在上腹部，前正中线上，脐中上 4 寸。

胆俞 在背部，第十胸椎棘突下，旁开 1.5 寸。

肾俞 在腰部，第二腰椎棘突下，旁开 1.5 寸。

申脉 在足外侧部，外踝直下方凹陷中。

照海 在足内侧，内踝尖下方凹陷中。

腰奇 在骶部，尾骨端直上 2 寸，骶角之间凹陷中。

（3）操作方法：

温和灸 每穴可灸 15～20 分钟，每日 1 次，10 次为 1 个疗程。

隔姜灸 艾炷如黄豆大，每穴可灸 10～20 壮，每日 1 次，10 次为 1 个疗程。

瘢痕灸 艾炷如黄豆大，每穴可灸 5～7 壮，每日 1 次，3 次为 1 个疗程。

药物灸 取熟附子 9 克研细末，用面粉少许混合做成饼，置于气海（在下腹部，前正中线上，脐中下 1.5 寸），然后在药饼上放艾炷如黄豆大，每次灸 5～7 壮，10 次为 1 个疗程。

☺ 发作期者，加涌泉、太冲、合谷、神阙。

☺ 痰涎多者，加足三里、丰隆、中脘。

☺ 惊恐者，加胆俞、肾俞。

☺ 白天发作者，加申脉。

☺ 夜间发作者，加照海。

☺ 减少发作次数者，加腰奇。

（4）特别提示：

☺ 应注意保持心情舒畅，避免精神刺激等诱发因素。

☺ 发作时应保护好舌头，若持续时间较长，应注意口腔卫生及痰液排出，保持呼吸道通畅，缺氧严重者应及时给氧，并进行及时的抢救处理，以免延误治疗时机。

☺ 患者不宜从事驾驶、水上及高空作业等重要、危险岗位工作，以免突然发作，发生危险。抓紧间歇期保健、治疗。

 冠心病

（1）取穴：

内关 在前臂掌侧，曲泽与大陵的连线上，腕横纹上 2 寸，掌长肌腱与桡侧腕屈肌腱之间。

心俞 在背部，第五胸椎棘突下，旁开 1.5 寸。

膻中 在胸部，前正中线上，平第四肋间隙，两乳头连线的中点。

厥阴俞 在背部，第四胸椎棘突下，旁开 1.5 寸。

曲泽 在肘横纹中，肱二头肌腱的尺侧缘。

（2）操作方法：

温和灸 每穴可灸 15～30 分钟，每日 1～2 次，10 次为 1 个疗程。

无瘢痕灸 艾炷如麦粒大，每穴灸 5 壮，每日 1～2 次，10 次为 1 个疗程。

灯火灸 每日 1 次，15 次为 1 个疗程。

（3）特别提示：

☺ 心绞痛发作时，应绝对卧床休息，如有心肌梗死病史者应采取综合治疗措施。

☺ 缓解期适当参加体育锻炼，如练太极拳、气功，用手心或手指按在穴位上做揉摩动作，每分钟 20 次左右，每日 1 次。

☺ 注意保持心情舒畅，情绪稳定，如有心肌梗死病史者应到医院治疗。

13 心律失常

（1）主穴：

心俞 在背部，第五胸椎棘突下，旁开 1.5 寸。

内关 在前臂掌侧，曲泽与大陵的连线上，腕横纹上 2 寸，掌长肌腱与桡侧腕屈肌腱之间。

足三里 在小腿前外侧，犊鼻穴下 3 寸，距胫骨前缘一横指。

（2）配穴：

间使 在前臂掌侧，曲泽与大陵的连线上，腕横纹上 3 寸，掌长肌腱与桡侧腕屈肌腱之间。

厥阴俞 在背部，第四胸椎棘突下，旁开 1.5 寸。

脾俞 在背部，第十一胸椎棘突下，旁开 1.5 寸。

郄门 在前臂掌侧，曲泽与大陵的连线上，腕横纹上 5 寸。

中脘 在上腹部，前正中线上，脐中上 4 寸。

关元 在下腹部，前正中线上，脐中下 3 寸。

阴郄 在前臂掌侧，尺侧腕屈肌腱的桡侧缘，腕横纹上 0.5 寸。

三阴交 在小腿内侧，足内踝尖上 3 寸，胫骨内侧缘后方。

神门 在腕部，腕掌横纹尺侧端，尺侧腕屈肌腱的桡侧凹陷中。

膻中 在胸部，前正中线上，平第四肋间隙，两乳头连线的中点。

（3）操作方法：

温和灸 每穴灸15～30分钟，每日1～2次，10次为1个疗程。

无瘢痕灸 每穴灸3～5壮，艾炷如麦粒大，每日1次，10次为1个疗程。

☺ 心动过速者，加间使。

☺ 心动过缓者，加厥阴俞、脾俞、郄门。

☺ 心律不齐者，加中脘、关元。

☺ 期前收缩者，加阴郄、三阴交。

☺ 心房颤动者，加神门、膻中。

（4）特别提示：

☺ 灸法对心律失常有很好的保健作用，要坚持施灸。

☺ 患者应注意休息，劳逸结合，保持心情舒畅，避免恼怒、惊恐等刺激。

☺ 病情严重，有心功能衰竭倾向者应采取综合治疗措施。

 14 风湿性心脏病

（1）主穴：

神门 在腕部，腕掌横纹尺侧端，尺侧腕屈肌腱的桡侧凹陷中。

中脘 在上腹部，前正中线上，脐中上4寸。

（2）配穴：

内关 在前臂掌侧，曲泽与大陵的连线上，腕横纹上2寸，掌长肌腱与桡侧腕屈肌腱之间。

间使 在前臂掌侧，曲泽与大陵的连线上，腕横纹上3寸，掌长肌腱与桡侧腕屈肌腱之间。

大陵 在腕掌横纹的中点处，掌长肌腱与桡侧腕屈肌腱之间。

水分 在上腹部，前正中线上，脐中上1寸。

阴陵泉 在小腿内侧，胫骨内侧后下方凹陷中。

肺俞 在背部，第三胸椎棘突下，旁开1.5寸。

中府 前正中线旁开6寸，平第一肋间隙。

大椎 在后正中线上，第七颈椎棘突下凹陷中。

命门 在腰部，后正中线上，第二腰椎棘突下凹陷中。

身柱 在背部，后正中线上，第三胸椎棘突下凹陷中。

足三里 在小腿前外侧，犊鼻穴下3寸，距胫骨前缘一横指。

（3）操作方法：

温和灸 每穴灸10～30分钟，每日1次，10次为1个疗程。

隔姜灸 艾炷如花生粒大，每穴灸5～10壮，每日1次，10次为1个疗程。

☺ 心慌者，加内关、间使、大陵。

☺ 水肿者，加水分、阴陵泉。

☺ 咳嗽气急者，加肺俞、中府。

☺ 类风湿性关节炎活动期，加大椎、命门、身柱、足三里。

（4）特别提示：

☺ 此病为慢性病，要坚持治疗与体育锻炼相结合。

☺ 居住应尽量避开潮湿、不通风、阴暗的环境。

☺ 注意饮食起居调理，慎防肺部感染，以免加重心脏负担。

 15 贫血

（1）主穴：

大椎 在后正中线上，第七颈椎棘突下凹陷中。

足三里 在小腿前外侧，犊鼻穴下3寸，距胫骨前缘一横指。

膈俞 在背部，第七胸椎棘突下，旁开1.5寸。

脾俞 在背部，第十一胸椎棘突下，旁开1.5寸。

膏肓 在背部，第四胸椎棘突下，旁开3寸。

夹脊 第一胸椎至第五腰椎，各椎棘突下旁开0.5寸。

（2）配穴：

关元 在下腹部，前正中线上，脐中下3寸。

气海 在下腹部，前正中线上，脐中下1.5寸

心俞 在背部，第五胸椎棘突下，旁开 1.5 寸。

神门 在腕部，腕掌横纹尺侧端，尺侧腕屈肌腱的桡侧凹陷中。

中脘 在上腹部，前正中线上，脐中上 4 寸。

三阴交 在小腿内侧，足内踝尖上 3 寸，胫骨内侧缘后方。

命门 在腰部，后正中线上，第二腰椎棘突下凹陷中。

肾俞 在腰部，第二腰椎棘突下，旁开 1.5 寸。

（3）操作方法：

温和灸 每穴灸 15 ～ 20 分钟，每日 1 次，15 次为 1 个疗程。

隔姜灸 艾炷如枣核大，每穴灸 5 ～ 7 壮，每日 1 次，10 ～ 15 次为 1 个疗程。

无瘢痕灸 艾炷如麦粒大，每穴灸 5 ～ 7 壮，每日 1 次，10 次为 1 个疗程。

♨ 神疲乏力者，加关元、气海。

♨ 心慌失眠者，加心俞、神门。

♨ 饮食不振者，加中脘、三阴交。

♨ 畏寒者，加命门、肾俞。

（4）特别提示：

♨ 要保持心情舒畅，选择合适的体育锻炼。

♨ 加强饮食调养，多食红枣、猪血等。

♨ 要去医院明确诊断，对症治疗。

 16 白血病

（1）主穴：

大椎 在后正中线上，第七颈椎棘突下凹陷中。

膏肓 在背部，第四胸椎棘突下，旁开 3 寸。

神阙 在腹中部，脐中央。

关元 在下腹部，前正中线上，脐中下 3 寸。

（2）配穴：

中脘 在上腹部，前正中线上，脐中上 4 寸。

足三里　在小腿前外侧，犊鼻穴下3寸，距胫骨前缘一横指。

心俞　在背部，第五胸椎棘突下，旁开1.5寸。

悬钟　在小腿外侧，外踝尖上3寸，腓骨前缘。

血海　屈膝，在大腿内侧，髌底内侧端上2寸，股四头肌内侧头的隆起处。

天枢　在腹中部，脐中旁开2寸。

三阴交　在小腿内侧，足内踝尖上3寸，胫骨内侧缘后方。

次髎　第二骶后孔中，左右各一。

腰阳关　在腰部，后正中线上，第四腰椎棘突下凹陷中。

（3）操作方法：

隔姜灸　艾炷如枣核大，每穴灸5～7壮，每日或隔日1次，10次为1个疗程。

隔盐灸神阙　艾炷如枣核大，每次灸5～7壮，每日或隔日1次，10次为1个疗程。

瘢痕灸　艾炷如蚕豆大，每穴灸4～5壮，每日1次，3次为1个疗程。

☺食欲不振者，加中脘、足三里。

☺贫血者，加心俞、悬钟、血海。

☺出血者，加天枢、三阴交、次髎、腰阳关。

（4）特别提示：

☺要保持心情舒畅，注意防寒保暖，减少感染。

☺本病应积极采取综合治疗。

 胃痛

（1）主穴：

中脘　在上腹部，前正中线上，脐中上4寸。

足三里　在小腿前外侧，犊鼻穴下3寸，距胫骨前缘一横指。

脾俞　在背部，第十一胸椎棘突下，旁开1.5寸。

胃俞　在背部，第十二胸椎棘突下，旁开1.5寸。

（2）配穴：

上脘 在上腹部，前正中线上，脐中上 5 寸。

梁门 在上腹部，脐中上 4 寸，旁开 2 寸。

内关 在前臂掌侧，曲泽与大陵的连线上，腕横纹上 2 寸，掌长肌腱与桡侧腕屈肌腱之间。

神阙 在腹中部，脐中央。

天枢 在腹中部，脐中旁开 2 寸。

关元 在下腹部，前正中线上，脐中下 3 寸。

气海 在下腹部，前正中线上，脐中下 1.5 寸。

曲池 在肘区，在尺泽与肱骨外上髁连线中点凹陷处。

隐白 在足大趾末节内侧，距趾甲角 0.1 寸。

肝俞 在背部，第九胸椎棘突下，旁开 1.5 寸。

左侧夹脊压痛点 第一胸椎至第五腰椎，各椎棘突下，左侧旁开 0.5 寸。

右侧夹脊压痛点 第一胸椎至第五腰椎，各椎棘突下，右侧旁开 0.5 寸。

阳陵泉 在小腿外侧，腓骨小头前下方凹陷中。

公孙 在足内侧缘，第一跖骨基底部的前下方。

太冲 在足背，第一、第二跖骨结合部前方凹陷中。

（3）操作方法：

温和灸 每穴灸 15～30 分钟，每日 1 次，10 次为 1 个疗程。

隔姜灸 艾炷如花生粒大，每穴灸 5～10 壮，每日 1 次，10 次为 1 个疗程。

无瘢痕灸 艾炷如麦粒大，每穴灸 5～7 壮，隔日 1 次，10 次为 1 个疗程。

药物灸 取鲜姜 30 克，香附 15 克。将鲜姜捣烂，香附研成细末，用开水把上述两种药物冲到杯子中，用竹筷搅拌均匀，用毛巾蘸药灸上脘，中脘，下脘（在下腹部，前正中线上，脐中下 2 寸）三穴或以毛巾上下轻轻摩擦 20 分钟，每日 2 次。

🍑 上腹饱胀者，加上脘、梁门。

🍑 恶心呕吐者，加内关。

🍑 大便溏泄者，加神阙、天枢。

☺ 身体消瘦、浑身没劲者，加关元或气海。

☺ 发热者，加曲池。

☺ 大便隐血者，加隐白、肝俞。

☺ 胃溃疡者，加左侧夹脊压痛点。

☺ 十二指肠溃疡者，加右侧夹脊压痛点。

☺ 胃酸过多者，加阳陵泉、公孙、太冲、肝俞。

（4）特别提示：

☺ 胃痛并发呕血、便血时，应住院进行综合治疗。

☺ 胃痛患者可于每晚就寝时，以手掌按揉胃脘部 20 分钟，可以起到较好的保健作用。

☺ 胃痛患者应注意饮食调养，少食多餐，吃饭定时。同时要忌烟酒，忌辛辣等刺激性食物。

 胃下垂

（1）取穴：

第一组：

中脘　在上腹部，前正中线上，脐中上 4 寸。

胃俞　在背部，第十二胸椎棘突下，旁开 1.5 寸。

神阙　在腹中部，脐中央。

第二组：

脾俞　在背部，第十一胸椎棘突下，旁开 1.5 寸。

气海　在下腹部，前正中线上，脐中下 1.5 寸。

足三里　在小腿前外侧，犊鼻穴下 3 寸，距胫骨前缘一横指。

以上两组经穴轮换施灸。

（2）操作方法：

温和灸或回旋灸　每穴灸 15 ～ 30 分钟，每日 1 次。15 次为 1 个疗程。

隔姜灸　艾炷如枣核大，每穴灸 5 ～ 10 壮，每日 1 次，15 次为 1 个疗程。

药物灸　取蓖麻仁 10 克，升麻粉 2 克。先将蓖麻仁捣烂，拌入升麻粉，制成直径2厘米、厚1厘米的圆药饼。剃去患者百会穴（后发际正中直上7寸，或头部正中线与两耳尖连线的交点处）周围2厘米内头发，敷以药饼加以固定。患者仰卧，放松裤带，用灌有60℃热水的瓶子熨烫药饼30分钟，每日3次。药饼可连用5日，10日为1个疗程。

（3）特别提示：

♨ 患者不宜饮食过量，以免加重病情。

♨ 患者在睡觉前可以按揉胃脘部穴位，促进机体恢复。

♨ 患者应注意适量运动。

19 痢疾

（1）主穴：

足三里 在小腿前外侧，犊鼻穴下3寸，距胫骨前缘一横指。

三阴交 在小腿内侧，足内踝尖上3寸，胫骨内侧缘后方。

中脘 在上腹部，前正中线上，脐中上4寸。

天枢 在腹中部，脐中旁开2寸。

神阙 在腹中部，脐中央。

（2）配穴：

大肠俞 在腰部，第四腰椎棘突下，旁开1.5寸。

上巨虚 在小腿前外侧，犊鼻穴下6寸，距胫骨前缘一横指。

下巨虚 在小腿前外侧，犊鼻穴下9寸，距胫骨前缘一横指。

气海 在下腹部，前正中线上，脐中下1.5寸。

（3）操作方法：

温和灸 每穴灸15～30分钟，每日1次，10～15次为1个疗程。

隔盐灸神阙 艾炷如枣核大，每次灸5～7壮，每日或隔日1次，10次为1个疗程。

无瘢痕灸 艾炷如麦粒大，每穴灸3～7壮，每日或隔日1次，10次为1个疗程。

♨ 腹痛者，加大肠俞、上巨虚、下巨虚。

☺蛔虫者，加气海。

（4）特别提示：

☺细菌性痢疾和阿米巴痢疾患者可按上法治疗。但中毒型菌痢，病情急暴险恶，应积极采取综合治疗和抢救措施。

☺本病属肠道系统传染病，在发病期间，应当做好护理工作，严格进行消毒隔离，注意饮食卫生，避免传染。

☺饮食上应少食油腻、辛辣、生冷食物，以利于病情。

 泄泻

（1）主穴：

天枢　在腹中部，脐中旁开2寸。

足三里　在小腿前外侧，犊鼻穴下3寸，距胫骨前缘一横指。

上巨虚　在小腿前外侧，犊鼻穴下6寸，距胫骨前缘一横指。

（2）配穴：

内庭　在足背，第二、第三趾间的缝纹端。

中脘　在上腹部，前正中线上，脐中上4寸。

太冲　在足背，第一、第二跖骨结合部前方凹陷中。

行间　在足背，第一、第二趾间的缝纹端。

肾俞　在腰部，第二腰椎棘突下，旁开1.5寸。

命门　在腰部，后正中线上，第二腰椎棘突下凹陷中。

（3）操作方法：

温和灸　每穴灸20～30分钟，每日2～3次，5次为1个疗程。

隔姜灸　艾炷如枣核大，每穴灸5～7壮，每日1～2次，3～7次为1个疗程。

无瘢痕灸　艾炷如麦粒大，每穴灸5～7壮，每日1～2次，3～7次为1个疗程。

药物灸　取大葱500克，将大葱切成3厘米长，用布包好灸关元（在下腹部，前正中线上，脐中下3寸），在葱包上面加热0.5小时，每日1～2次。

此外，婴幼儿消化不良性的泄泻，可以取胡椒粉 1 克，大米饭 25 克（刚蒸熟的大米饭），将米饭捏成 1 厘米厚的圆饼，将胡椒粉撒于米饭上，待凉至不烫手时，贴于脐孔灸神阙（在腹中部，脐中央），外覆纱布固定，4 ～ 6 小时后去除，一般 3 次可治愈。

🝢 肛门灼热者，加内庭。

🝢 大便恶臭者，加中脘。

🝢 情志失调者，加太冲、行间。

🝢 久泻属肾虚（五更泄泻）者，加肾俞、命门。

（4）特别提示：

🝢 细菌性痢疾和阿米巴痢疾患者可按上法治疗。但中毒性菌痢，病情急暴险恶，应积极采取综合治疗和抢救措施。

🝢 本病属肠道系统传染病，在发病期间，应当做好护理工作，严格进行隔离，注意饮食卫生，避免传染。

🝢 应少食油腻、辛辣、生冷食物。

21 便秘

（1）主穴：

天枢　在腹中部，脐中旁开 2 寸。

支沟　腕背横纹上 3 寸，尺骨与桡骨之间。

大肠俞　在腰部，第四腰椎棘突下，旁开 1.5 寸。

神阙　在腹中部，脐中央。

（2）配穴：

照海　在足内侧，内踝尖下方凹陷中。

阳陵泉　在小腿外侧，腓骨小头前下方凹陷中。

气海　在下腹部，前正中线上，脐中下 1.5 寸。

足三里　在小腿前外侧，犊鼻穴下 3 寸，距胫骨前缘一横指。

脾俞　在背部，第十一胸椎棘突下，旁开 1.5 寸。

小肠俞　在骶部，骶正中嵴旁开 1.5 寸，平第一骶后孔。

水道 在下腹部，脐中下3寸，旁开2寸。

肓俞 在中腹部，脐中旁开0.5寸。

（3）操作方法：

温和灸 每穴灸10～20分钟，每日或隔日1次，6～12次为1个疗程。

隔姜灸 艾炷如枣核大，每穴灸5～7壮，每日或隔日1次，6～12次为1个疗程。

无瘢痕灸 艾炷如麦粒大，每穴灸3～5壮，每日或隔日1次，6～10次为1个疗程。

药物灸 取葱白50克（连须），生姜30克，食盐15克，淡豆豉37粒，将上药混合捣烂，制成药饼。将药饼放火上烘热，灸于神阙（在腹中部，脐中央），绷带固定，冷后再换，一般12～24小时气通自愈。

☼ 粪便坚硬者，加照海。

☼ 欲便不畅者，加阳陵泉。

☼ 无力排便者，加气海、足三里、脾俞。

☼ 习惯性便秘者，加小肠俞、水道、肓俞。

（4）特别提示：

☼ 患者应多吃新鲜蔬菜、水果，或以番泻叶泡茶饮用。

☼ 习惯性便秘者或年迈体弱便秘者，可经常饮用蜂蜜水，并养成良好的排便习惯。

22 肝炎

（1）主穴：

足三里 在小腿前外侧，犊鼻穴下3寸，距胫骨前缘一横指。

太冲 在足背，第一、第二跖骨结合部前方凹陷中。

阳陵泉 在小腿外侧，腓骨小头前下方凹陷中。

肝俞 在背部，第九胸椎棘突下，旁开1.5寸。

（2）配穴：

脾俞 在背部，第十一胸椎棘突下，旁开1.5寸。

三阴交　在小腿内侧，足内踝尖上 3 寸，胫骨内侧缘后方。

大椎　在后正中线上，第七颈椎棘突下凹陷中。

至阳　在背部，后正中线上，第七胸椎棘突下凹陷中。

期门　在胸部，乳头直下，第六肋间隙，前正中线旁开 4 寸。

中脘　在上腹部，前正中线上，脐中上 4 寸。

膻中　在胸部，前正中线上，平第四肋间隙，两乳头连线的中点。

气海　在下腹部，前正中线上，脐中下 1.5 寸。

膈俞　在背部，第七胸椎棘突下，旁开 1.5 寸。

胆俞　在背部，第十胸椎棘突下，旁开 1.5 寸。

内关　在前臂掌侧，曲泽与大陵的连线上，腕横纹上 2 寸，掌长肌腱与桡侧腕屈肌腱之间。

关元　在下腹部，前正中线上，脐中下 3 寸。

阴陵泉　在小腿内侧，胫骨内侧后下方凹陷中。

（3）操作方法：

温和灸　各穴灸 10 分钟左右，隔日 1 次，5 次为 1 个疗程。

隔附子饼灸　艾炷如花生粒大，每穴灸 7 壮，每日 1 次，7～10 次为 1 个疗程。

隔蒜泥灸　艾炷如枣核大，每穴灸 2～3 壮，以局部起水疱为度。水疱处搽龙胆紫（甲紫）药水预防感染。至灸水疱脱落，再灸。本法较适用于慢性乙型肝炎。

🌼 慢性肝炎者，加脾俞、三阴交。

🌼 乙型肝炎者，加脾俞、大椎、至阳、期门、中脘、膻中、气海。

🌼 肝功能异常者，加膈俞、胆俞、中脘。

🌼 恶心呕吐者，加内关。

🌼 肝大者，加期门。

🌼 黄疸者，加胆俞。

🌼 大便溏泄者，加关元、阴陵泉。

（4）特别提示：

☺ 急性期应严格隔离消毒。

☺ 患者出现肝功能异常时，应积极采用中西医结合的方法进行治疗。

☺ 肝炎患者应保证充分的营养，注意休息以减轻肝脏代谢负担，保持心情舒畅。

23 腹痛

（1）主穴：

关元　在下腹部，前正中线上，脐中下3寸。

下巨虚　在小腿前外侧，犊鼻穴下9寸，距胫骨前缘一横指。

内关　在前臂掌侧，曲泽与大陵的连线上，腕横纹上2寸，掌长肌腱与桡侧腕屈肌腱之间。

气海　在下腹部，前正中线上，脐中下1.5寸。

行间　在足背，第一、第二趾间的缝纹端。

建里　在上腹部，前正中线上，脐中上3寸。

（2）配穴：

期门　在胸部，乳头直下，第六肋间隙，前正中线旁开4寸。

地机　阴陵泉穴下3寸。

阴陵泉　在小腿内侧，胫骨内侧后下方凹陷中。

（3）操作方法：

关元隔姜灸　要用大一些的艾炷反复灸至疼痛缓解，也可以先用补法，后用泻法，以热补为主，在留针期间，艾卷熏灸针柄。下巨虚用泻法。留针时间的长短，须要以疼痛症状改善的情况而定，30～60分钟不等。急性腹痛症情危重或针灸疗效不显著，须尽快送医院急诊处理。余穴采用泻法。

☺ 气滞者，加期门。

☺ 血瘀者，加地机、阴陵泉。

（4）特别提示：

☺ 患者应注意饮食卫生，尤其是不宜食生冷瓜果。

☙ 平时要注意腹部不要受凉。

☙ 患者在晚上入睡前可以用手掌按揉肚子，以改善肠胃功能。

 噎膈

（1）主穴：

天突 胸骨上窝正中。

膻中 在胸部，前正中线上，平第四肋间隙，两乳头连线的中点。

足三里 在小腿前外侧，犊鼻穴下 3 寸，距胫骨前缘一横指。

内关 在前臂掌侧，曲泽与大陵的连线上，腕横纹上 2 寸，掌长肌腱与桡侧腕屈肌腱之间。

膈俞 在背部，第七胸椎棘突下，旁开 1.5 寸。

（2）配穴：

照海 在足内侧，内踝尖下方凹陷中。

气海 在下腹部，前正中线上，脐中下 1.5 寸。

命门 在腰部，后正中线上，第二腰椎棘突下凹陷中。

肾俞 在腰部，第二腰椎棘突下，旁开 1.5 寸。

（3）操作方法：

温和灸 每穴灸 10 ～ 20 分钟，每日 1 ～ 2 次，5 ～ 10 次为 1 个疗程。

隔姜灸 艾炷如枣核大，每穴灸 5 ～ 7 壮，隔日 1 次，7 ～ 10 次为 1 个疗程。

☙ 口干舌燥，身体消瘦者，加照海。

☙ 呼吸困难者，加气海。

☙ 四肢冰冷，脉象微弱者，加命门、肾俞。

（4）特别提示：

☙ 长期进食困难者，应注意给予高营养、高热量、易消化的食物。完全不能进食者应给予静脉补液，保证水、电解质的平衡。

☙ 对于食管癌性病变，除以灸法保健外，应积极采取综合治疗，以免延误病情。

手足心多汗症

（1）主穴：

心俞 在背部，第五胸椎棘突下，旁开1.5寸。

肺俞 在背部，第三胸椎棘突下，旁开1.5寸。

（2）配穴：

太溪 在足内侧、内踝后方，内踝尖与跟腱之间的凹陷中。

阴郄 在前臂掌侧，尺侧腕屈肌腱的桡侧缘，腕横纹上0.5寸。

（3）操作方法：

温和灸 每穴灸20～30分钟，每日1次，10次为1个疗程。

隔姜灸 艾炷如黄豆大，每穴灸5～7壮，每日1～2次，5次为1个疗程。

无瘢痕灸 艾炷如麦粒大，每穴灸5～7壮，每日1～2次，5次为1个疗程。

☻症状较严重时，加太溪、阴郄。

（4）特别提示：

☻适量运动，心情舒畅。

☻时常对肢体和腰背部进行按摩保健。

26 **三叉神经痛**

（1）主穴：

颧髎 在面部，目外眦直下，颧骨下缘凹陷中。

合谷 在手背上，第一、第二掌骨间，第二掌骨桡侧的中点。

行间 在足背，第一、第二趾间的缝纹端。

内庭 在足背，第二、第三趾间的缝纹端。

侠溪 在足背外侧，第四、第五趾间的缝纹端。

（2）配穴：

太阳 眉梢与目外眦之间向后约1寸凹陷中。

阳白 在前额部，瞳孔直上，眉上1寸。

头临泣　在头部，瞳孔直上入前发际 0.5 寸。

神庭　前发际正中直上 0.5 寸。

下关　在面部耳前方，颧弓与下颌切迹之间的凹陷中。

听会　在面部，耳屏间切迹的前方，下颌骨髁突的后缘，张口有凹陷中。

四白　在面部，瞳孔直下，眶下孔凹陷中。

颊车　在面颊部，下颌角前上方约一横指，咀嚼时咬肌隆起，按之凹陷中。

承浆　在面部，颏唇沟的正中凹陷中。

（3）操作方法：

雀啄灸　每分钟灸 5～10 次，痛止为度。此法适用于发作期。

温和灸　每穴可灸 20～30 分钟，每日 2 次，10 次为 1 个疗程。此法适用于缓解期。

药物灸　取巴豆（去壳）、朱砂、细辛各 1 克研末，瓶贮密封备用。用时可以用药灸太阳，百会（后发际正中直上 7 寸，或头部正中线与两耳尖连线的交点处），阿是穴（压痛点或其他反应点），8 小时即可除去。局部水疱，可挑破，涂以龙胆紫药水。

🌙 脑门痛者，加太阳、阳白、头临泣、神庭。

🌙 面颊痛者，加下关、听会、四白。

🌙 上下颌痛者，加颊车、承浆。

（4）特别提示：

🌙 继发性面痛，应查明原因，采取综合治疗。

🌙 本病易诱发，应尽量减少或避免诱因，以减少发作次数，减轻痛苦。

面瘫

（1）主穴：

地仓　在面部，口角外侧，上直瞳孔。

颊车　在面颊部，下颌角前上方约一横指，咀嚼时咬肌隆起，按之凹陷中。

合谷　在手背上，第一、第二掌骨间，第二掌骨桡侧的中点。

内庭　足背，第二、第三趾间的缝纹端。

风池 在颈部，枕骨之下，与风府相平，胸锁乳突肌与斜方肌上端之间的凹陷中。

（2）配穴：

翳风 耳垂后方，下颌角与乳突间凹陷中。

外关 在前臂背侧，阳池与肘尖的连线上，腕背横纹上2寸，尺骨与桡骨之间。

阳陵泉 在小腿外侧，腓骨小头前下方凹陷中。

阳白 在前额部，瞳孔直上，眉上1寸。

丝竹空 眉梢处凹陷中。

颧髎 在面部，目外眦直下，颧骨下缘凹陷中。

四白 在面部，瞳孔直下，眶下孔凹陷中。

下关 在面部耳前方，颧弓与下颌切迹之间的凹陷中。

太阳 眉梢与目外眦之间向后约1寸凹陷中。

瞳子髎 在面部，外眼角旁，眶外侧缘处。

承浆 在面部，颏唇沟的正中凹陷中。

足三里 在小腿前外侧，犊鼻穴下3寸，距胫骨前缘一横指。

三阴交 在小腿内侧，足内踝尖上3寸，胫骨内侧缘后方。

（3）操作方法：

温和灸 每穴可灸10～20分钟，每日1～2次，5～7次为1个疗程。

雀啄灸 每穴灸5～15分钟，每日1～2次，5～7次为1个疗程。本法适用于急性期。

隔姜灸 艾炷如枣核大，每穴可灸3～7壮，每日1次，5～7次为1个疗程。

药物灸 取白芥子20克研粉，用温水调成糊状，涂患侧地仓、下关、颊车穴，24小时后取下，每日灸1次。

☙ 耳后疼痛者，加翳风、外关、阳陵泉。

☙ 闭眼不全者，加阳白、丝竹空。

☙ 面部麻木者，加颧髎、四白。

☺ 食物滞留者，加下关。

☺ 流泪者，加太阳、瞳子髎。

☺ 流涎者，加承浆。

☺ 预防面肌痉挛者，加足三里、三阴交。

（4）特别提示：

☺ 避免吹风受寒，可做面部按摩和热敷。

☺ 防止眼部感染，可用眼罩和眼药水点眼，每日 2～3 次。

☺ 本病可配合针刺，采取浅刺、透刺。第一周，面神经处于水肿期，效果不显著。此病早期，面神经处于麻痹阶段，可用电针，配以疏波可尽早恢复面神经的功能，但病变后期不宜用电针治疗，因其可引起面肌抽筋，或挛缩而形成向患侧歪斜的"倒错"现象。

☺ 注意面部保暖，适当休息。少食辛辣食物，戒烟戒酒。

 28 胁痛

（1）主穴：

肝俞　在背部，第九胸椎棘突下，旁开 1.5 寸。

胆俞　在背部，第十胸椎棘突下，旁开 1.5 寸。

阳陵泉　在小腿外侧，腓骨小头前下方凹陷中。

日月　在上腹部，乳头直下，第七肋间隙，前正中线旁开 4 寸。

期门　在胸部，乳头直下，第六肋间隙，前正中线旁开 4 寸。

（2）配穴：

太冲　在足背，第一、第二跖骨结合部前方凹陷中。

支沟　腕背横纹上 3 寸，尺骨与桡骨之间。

丰隆　在小腿前外侧，外踝尖上 8 寸，条口外 1 寸。

内庭　在足背，第二、第三趾间的缝纹端。

夹脊　第一胸椎至第五腰椎，各椎棘突下旁开 0.5 寸。

膈俞　在背部，第七胸椎棘突下，旁开 1.5 寸。

大包　在侧胸部，腋中线上，第六肋间隙。

行间　在足背，第一、第二趾间的缝纹端。

血海　屈膝，在大腿内侧，髌底内侧端上2寸，股四头肌内侧头的隆起处。

（3）操作方法：

温和灸　每穴灸10～20分钟，每日1次，7次为1个疗程。

无瘢痕灸　艾炷如麦粒大，每穴灸3～5壮，每日1次，7次为1个疗程。

药物灸　取白芥子、吴茱萸各等量，将上药研末过筛，加水调成糊状。取药糊灸章门（在侧腹部，第十一肋骨游离端的下方），京门（在侧腰部，章门穴后1.8寸，第十二肋骨游离端的下方），干后更换，每日3～4次。

☙ 疼痛随着患者的心情变化而变化者，加太冲。

☙ 疼痛如火烧者，加支沟、丰隆、内庭、夹脊。

☙ 疼痛如针扎者，加膈俞、大包、行间、血海。

（4）特别提示：

☙ 患者应保持心情舒畅，情绪乐观。

☙ 疼痛剧烈，向肩背部放射时，应及时上医院就诊，以免延误施治。

 坐骨神经痛

（1）主穴：

肾俞　在腰部，第二腰椎棘突下，旁开1.5寸。

环跳　在股外侧部，侧卧屈股，股骨大转子最凸点与骶管裂孔连线的外1/3与中1/3交点处。

阿是穴　压痛点或其他反应点。

秩边　在臀部，平第四骶后孔，骶正中嵴旁开3寸。

关元　在下腹部，前正中线上，脐中下3寸。

大肠俞　在腰部，第四腰椎棘突下，旁开1.5寸。

（2）配穴：

次髎　第二骶后孔中，左右各一。

承扶　在大腿后面，臀下横纹的中点。

殷门　在大腿后面，臀沟中央下6寸。

阳陵泉 在小腿外侧，腓骨小头前下方凹陷中。

悬钟 在小腿外侧，外踝尖上 3 寸，腓骨前缘。

委中 在腘横纹中点，股二头肌腱与半腱肌腱的中间。

足三里 在小腿前外侧，犊鼻穴下 3 寸，距胫骨前缘一横指。

昆仑 在足部外踝后方，外踝尖与跟腱之间的凹陷中。

丘墟 在足外踝前下方，趾长伸肌腱的外侧凹陷中。

解溪 在足背与小腿交界处的横纹中央凹陷中，拇长伸肌腱与趾长伸肌腱之间。

(3)操作方法：

温和灸 每穴灸 10 ～ 20 分钟，每日 1 ～ 2 次，10 次为 1 个疗程。

隔姜灸 艾炷如枣核大，每穴灸 10 ～ 15 壮，每日 1 次，10 次为 1 个疗程。

无瘢痕灸 艾炷如黄豆大，每穴灸 7 ～ 10 壮，每日 1 次，7 次为 1 个疗程。

❁ 臀部痛者，加次髎。

❁ 大腿后侧痛者，加承扶、殷门。

❁ 小腿外侧痛者，加阳陵泉、悬钟。

❁ 膝痛者，加委中、足三里。

❁ 踝痛者，加昆仑、丘墟、解溪。

(4)特别提示：

❁ 调畅情志，不要生气，遇事不要太激动。

❁ 常用热水泡脚。

❁ 注意与针刺、拔罐等疗法配合治疗，提高治疗效果。

 神经衰弱

(1)主穴：

百会 后发际正中直上 7 寸，或头部正中线与两耳尖连线的交点处。

风池 在颈部，枕骨之下，与风府相平，胸锁乳突肌与斜方肌上端之间的凹陷中。

内关 在前臂掌侧，曲泽与大陵的连线上，腕横纹上 2 寸，掌长肌腱与桡侧腕屈肌腱之间。

神门 在腕部，腕掌横纹尺侧端，尺侧腕屈肌腱的桡侧凹陷中。

关元 在下腹部，前正中线上，脐中下3寸。

（2）配穴：

涌泉 在足底部，足趾跖屈时呈凹陷中。

印堂 两眉中间的凹陷中。

神庭 前发际正中直上0.5寸。

肾俞 在腰部，第二腰椎棘突下，旁开1.5寸。

心俞 在背部，第五胸椎棘突下，旁开1.5寸。

足三里 在小腿前外侧，犊鼻穴下3寸，距胫骨前缘一横指。

三阴交 在小腿内侧，足内踝尖上3寸，胫骨内侧缘后方。

命门 在腰部，后正中线上，第二腰椎棘突下凹陷中。

志室 在腰部，第二腰椎棘突下，旁开3寸。

（3）操作方法：

温和灸 每穴灸15～20分钟，每日1次，10次为1个疗程。

隔姜灸 艾炷如黄豆大或半个枣核大，每穴灸5～7壮，每日1次，10次为1个疗程。

无瘢痕灸 艾炷如麦粒大，每穴灸2～5壮，每日1次，10次为1个疗程。

☺ 失眠者，加涌泉。

☺ 易激动者，加印堂、神庭。

☺ 手足心发热者，加肾俞、心俞。

☺ 消化不良者，加足三里、三阴交。

☺ 遗精、阳痿者，加命门、志室。

（4）特别提示：

☺ 患者应注意休息，保证营养充分。

☺ 调畅情志，适量地进行体育锻炼。

31 性功能障碍

（1）主穴：

中极 在下腹部，前正中线上，脐中下 4 寸。

三阴交 在小腿内侧，足内踝尖上 3 寸，胫骨内侧缘后方。

命门 在腰部，后正中线上，第二腰椎棘突下凹陷中。

肾俞 在腰部，第二腰椎棘突下，旁开 1.5 寸。

（2）配穴：

心俞 在背部，第五胸椎棘突下，旁开 1.5 寸。

脾俞 在背部，第十一胸椎棘突下，旁开 1.5 寸。

神门 在腕部，腕掌横纹尺侧端，尺侧腕屈肌腱的桡侧凹陷中。

气海 在下腹部，前正中线上，脐中下 1.5 寸。

大敦 在足拇趾末节外侧，距趾甲角 0.1 寸。

曲泉 在膝内侧，屈膝，当膝内侧横纹头上方凹陷中。

太冲 在足背，第一、第二跖骨结合部前方凹陷中。

曲骨 在下腹部，前正中线上，耻骨联合上缘的中点。

（3）操作方法：

温和灸 每穴灸 20 ～ 30 分钟，每日 1 次，10 次为 1 个疗程。

隔姜灸 艾炷如枣核大，每穴灸 10 ～ 20 壮，每日 1 次，10 次为 1 个疗程。

药物灸 取蛇床子、菟丝子各 15 克，先将上药研为细末，用酒调和如泥，涂在曲骨穴上，每日灸 5 次，直至痊愈。

☺ 心慌者，加心俞、脾俞、神门。

☺ 失眠者，加气海。

☺ 早泄者，加大敦。

☺ 不射精者，加曲泉、大敦、太冲、曲骨。

（4）特别提示：

☺ 注意调适心情，对心理因素而致病患者，要注意协调夫妻双方感情，解除思想顾虑，合理安排性生活。

☺ 对继发性阳痿，如外伤截瘫、前列腺炎、糖尿病患者应先治疗原发病。

☺ 注意饮食调节，戒食肥甘厚味和辛辣刺激食物。

 遗精

（1）主穴：

关元 在下腹部，前正中线上，脐中下 3 寸。

志室 在腰部，第二腰椎棘突下，旁开 3 寸。

三阴交 在小腿内侧，足内踝尖上 3 寸，胫骨内侧缘后方。

（2）配穴：

大陵 在腕掌横纹的中点，掌长肌腱与桡侧腕屈肌腱之间。

神门 在腕部，腕掌横纹尺侧端，尺侧腕屈肌腱的桡侧凹陷中。

（3）操作方法：

温和灸 每穴灸 20 ～ 30 分钟，每日 1 次，10 次为 1 个疗程。

隔姜灸 艾炷如枣核大，每穴灸 10 ～ 20 壮，每日 1 次，10 次为 1 个疗程。

隔附子饼灸 艾炷如黄豆大，每穴灸 50 壮左右，每周 1 次，3 次为 1 个疗程。此法适用于灸关元、气海（在下腹部，前正中线上，脐中下 1.5 寸）两穴。

药物灸 取五倍子 200 克，醋适量。先将五倍子研末，再加醋，调成膏状备用。取膏如枣大小，灸于神阙（在腹中部，脐中央），关元穴上，盖以纱布，胶布固定，早上上药，晚上换药，一般 10 ～ 15 天可愈。

☺ 失眠者，加大陵、神门。

（4）特别提示：

☺ 调畅情志，注意休息，可以每晚睡前以温热水洗脚，减少房事。

☺ 不要过度劳累，戒除不良习惯，如手淫等。

☺ 适量进行体育锻炼，进行精神心理卫生咨询，接受性知识的指导、教育，尽早康复。

33 泌尿系统感染

（1）主穴：

中极 在下腹部，前正中线上，脐中下4寸。

三阴交 在小腿内侧，足内踝尖上3寸，胫骨内侧缘后方。

肾俞 在腰部，第二腰椎棘突下，旁开1.5寸。

膀胱俞 第二骶椎棘突下，旁开1.5寸。

（2）配穴：

太冲 在足背，第一、第二跖骨结合部前方凹陷中。

照海 在足内侧，内踝尖下方凹陷中。

次髎 第二骶后孔中，左右各一。

神阙 在腹中部，脐中央。

三焦俞 在腰部，第一腰椎棘突下，旁开1.5寸。

足三里 在小腿前外侧，犊鼻穴下3寸，距胫骨前缘一横指。

气海 在下腹部，前正中线上，脐中下1.5寸。

外关 在前臂背侧，阳池与肘尖的连线上，腕背横纹上2寸，尺骨与桡骨之间。

合谷 在手背上，第一、第二掌骨间，第二掌骨桡侧的中点。

（3）操作方法：

温和灸 每穴灸10～20分钟，急性期每日2～3次，慢性期每日或隔日1次，7次为1个疗程。

隔姜灸 灸神阙穴（在腹中部，脐中央），艾炷如黄豆大，每次灸5～10壮，每日1～2次，10次为1个疗程。

药物灸 取田螺15个，轻粉3克，将田螺养在一小盆清水中，待田螺吐出泥，澄清，倒出清水，取沉淀在盆底的泥同轻粉调和，涂敷于神阙穴，外用纱布固定。2日换药1次，灸至病愈为止。

🍑 尿道炎者，加太冲、照海、次髎。

🍑 膀胱炎者，加神阙。

☺ 肾盂肾炎者，加三焦俞、次髎、足三里。

☺ 反复发作者，加气海。

☺ 发热者，加外关、合谷。

（4）特别提示：

☺ 以灸法为辅助疗法，积极进行抗感染治疗。

☺ 泌尿系结石阻塞所引起的感染，可配合内服中西药物，促进结石排出，减轻病情。

☺ 适当休息，在此期间忌性生活。

尿失禁

（1）主穴：

中极　在下腹部，前正中线上，脐中下 4 寸。

关元　在下腹部，前正中线上，脐中下 3 寸。

三阴交　在小腿内侧，足内踝尖上 3 寸，胫骨内侧缘后方。

膀胱俞　第二骶椎棘突下，旁开 1.5 寸。

（2）配穴：

肾俞　在腰部，第二腰椎棘突下，旁开 1.5 寸。

足三里　在小腿前外侧，犊鼻穴下 3 寸，距胫骨前缘一横指。

命门　在腰部，后正中线上，第二腰椎棘突下凹陷中。

阴陵泉　在小腿内侧，胫骨内侧后下方凹陷中。

三焦俞　在腰部，第一腰椎棘突下，旁开 1.5 寸。

次髎　第二骶后孔中，左右各一。

神阙　在腹中部，脐中央。

（3）操作方法：

温和灸　每穴灸 10 ～ 20 分钟，每日 2 次，3 次为 1 个疗程。

隔姜灸　艾炷如半个枣核大，每穴灸 5 ～ 10 壮，每日 1 ～ 2 次，3 ～ 5 次为 1 个疗程。

隔盐灸神阙　艾炷如半个枣核大，每次灸 3 ～ 5 壮，3 次为 1 个疗程。

☺ 尿失禁者，加肾俞、足三里。

☺ 尿潴留者，加命门、阴陵泉、三焦俞。

☺ 重症者，加次髎、神阙、肾俞。

（4）特别提示：

☺ 患者减少饮水，在此期间忌性生活。

☺ 尿潴留患者可自我按摩，用手掌自膀胱底部向下轻轻推按，不可用力过猛，并用热水袋或热毛巾在小腹部热敷。

☺ 尿液大量存留在膀胱内，患者胀满不舒服较急者，应立即就医，以便行导尿术。

 关节炎

（1）主穴：

大椎 在后正中线上，第七颈椎棘突下凹陷中。

足三里 在小腿前外侧，犊鼻穴下3寸，距胫骨前缘一横指。

阴陵泉 在小腿内侧，胫骨内侧后下方凹陷中。

大杼 在背部，第一胸椎棘突下，旁开1.5寸。

曲池 在肘区，在尺泽与肱骨外上髁连线中点凹陷处。

血海 屈膝，在大腿内侧，髌底内侧端上2寸，股四头肌内侧头的隆起处。

阿是穴 压痛点或其他反应点。

（2）配穴：

膈俞 在背部，第七胸椎棘突下，旁开1.5寸。

阳陵泉 在小腿外侧，腓骨小头前下方凹陷中。

身柱 在背部，后正中线上，第三胸椎棘突下凹陷中。

命门 在腰部，后正中线上，第二腰椎棘突下凹陷中。

风门 在背部，第二胸椎棘突下，旁开1.5寸。

胃俞 在背部，第十二胸椎棘突下，旁开1.5寸。

至阳 在背部，后正中线上，第七胸椎棘突下凹陷中。

灵台 在背部，后正中线上，第六胸椎棘突下凹陷中。

神阙 在腹中部，脐中央。

关元 在下腹部，前正中线上，脐中下 3 寸。

肩髃 在肩部三角肌上，臂外展或向前平伸时，肩峰前下方凹陷中。

肩髎 在肩部，肩髃穴后方，臂外展时，于肩峰后下方凹陷中。

手三里 屈肘在前臂背面桡侧，阳溪与拇长伸肌腱之间的凹陷中。

少海 屈肘，在肘横纹内侧端与肱骨内上髁连线中点。

阳池 在腕背横纹中，指总伸肌腱的尺侧缘凹陷中。

合谷 在手背上，第一、第二掌骨间，第二掌骨桡侧的中点。

外关 在前臂背侧，阳池与肘尖的连线上，腕背横纹上 2 寸，尺骨与桡骨之间。

环跳 在股外侧部，侧卧屈股，股骨大转子最凸点与骶管裂孔连线的外 1/3 与中 1/3 交点处。

风市 在大腿外侧部的中线上，腘横纹上 7 寸或直立垂手时，中指尖处。

膝关 在小腿内侧，胫骨内上髁的后下方，阴陵泉后 1 寸，腓肠肌内侧头的上部。

犊鼻 屈膝，在膝部，髌骨与髌韧带外侧凹陷中。

阳陵泉 在小腿外侧，腓骨小头前下方凹陷中。

悬钟 在小腿外侧，外踝尖上 3 寸，腓骨前缘。

丘墟 在足外踝前下方，趾长伸肌腱的外侧凹陷中。

昆仑 在足部外踝后方，外踝尖与跟腱之间的凹陷中。

夹脊 第一胸椎至第五腰椎，各椎棘突下旁开 0.5 寸。

（3）操作方法：

温和灸 每穴灸 10 ～ 30 分钟，每日 1 次，10 次为 1 个疗程。

隔姜灸 艾炷如枣核大，每穴灸 7 ～ 9 壮，每日 1 次，10 次为 1 个疗程。

无瘢痕灸 艾炷如麦粒大，每穴灸 3 ～ 5 壮，每日 1 ～ 2 次，10 次为 1 个疗程。

❀ 红细胞沉降率（血沉）快者，加膈俞、阳陵泉。

❀ 抗链球菌溶血素 O 试验（抗 O 试验）增高者，加身柱、命门、风门至胃俞。

☺ 急性期者，加至阳、灵台、督脉上压痛点。

☺ 关节畏冷者，加神阙、关元。

☺ 肩关节痛者，加肩髃、肩髎。

☺ 肘关节痛者，加手三里、少海。

☺ 腕关节痛者，加阳池、合谷、外关。

☺ 髋关节痛者，加环跳、风市。

☺ 膝关节痛者，加膝关、犊鼻、阳陵泉。

☺ 踝关节痛者，加悬钟、丘墟、昆仑。

☺ 脊柱关节痛者，加夹脊，督脉压痛点。

（4）特别提示：

☺ 平时注意防寒保暖，避免居住潮湿环境。

☺ 类风湿性关节炎病情较风湿性关节炎更严重，非一时能奏效，应坚持治疗。

 消渴

（1）主穴：

关元　在下腹部，前正中线上，脐中下3寸。

志室　在腰部，第二腰椎棘突下，旁开3寸。

三阴交　在小腿内侧，足内踝尖上3寸，胫骨内侧缘后方。

（2）配穴：

大陵　在腕掌横纹的中点处，掌长肌腱与桡侧腕屈肌腱之间。

神门　在腕部，腕掌横纹尺侧端，尺侧腕屈肌腱的桡侧凹陷中。

（3）操作方法：

温和灸　每穴灸20～30分钟，每日1次，10次为1个疗程。

隔姜灸　艾炷如枣核大，每穴灸10～20壮，每日1次，10次为1个疗程。

隔附子饼灸　艾炷如黄豆大，每穴灸50壮左右，每周1次，3次为1个疗程。此法适用于灸关元，气海（在下腹部，前正中线上，脐中下1.5寸）两穴。

药物灸 取五倍子 200 克，醋适量。先将五倍子粉碎为末，再加醋，调成膏状备用。取膏药团如枣大，灸于神阙（在腹中部，脐中央）、关元穴上，盖以纱布，胶布固定，早上敷药，晚上换药，一般 10～15 次可愈。

☺ 失眠者，加大陵、神门。

（4）特别提示：

☺ 本病定时定量饮食是关键，以清淡为宜，不可过饱，一般以适量米面类，配以蔬菜、豆类、瘦肉、鸡蛋等为宜，禁食辛辣刺激食物。

☺ 可以用玉米须、积雪草各 30 克，水煎代茶服。或以猪胰低温干燥，研成粉末制蜜丸，每次 9 克，每日 2 次，长期服用。

☺ 避免精神紧张，节制性欲。

37 甲状腺功能亢进

（1）主穴：

水突 在颈部，胸锁乳突肌的前缘，当人迎穴与气舍穴连线的中点。

人迎 喉结旁开 1.5 寸。

天鼎 扶突穴下 1 寸，胸锁乳突肌后缘。

扶突 喉结旁开 3 寸。

足三里 在小腿前外侧，犊鼻穴下 3 寸，距胫骨前缘一横指。

三阴交 在小腿内侧，足内踝尖上 3 寸，胫骨内侧缘后方。

（2）配穴：

肝俞 在背部，第九胸椎棘突下，旁开 1.5 寸。

心俞 在背部，第五胸椎棘突下，旁开 1.5 寸。

太冲 在足背，当第一、第二跖骨结合部前方凹陷中。

神门 在腕部，腕掌横纹尺侧端，尺侧腕屈肌腱的桡侧凹陷中。

内关 在前臂掌侧，曲泽与大陵的连线上，腕横纹上 2 寸，掌长肌腱与桡侧腕屈肌腱之间。

膻中 在胸部，当前正中线上，平第四肋间隙，两乳头连线的中点。

风池 在颈部，枕骨之下，与风府相平，胸锁乳突肌与斜方肌上端之间的凹陷中。

阴郄 在前臂掌侧，尺侧腕屈肌腱的桡侧缘，腕横纹上0.5寸。

复溜 在太溪穴直上2寸，跟腱内侧前缘。

（3）操作方法：

温和灸 每穴灸10～20分钟，每日1次，10次为1个疗程。

隔蒜灸 艾炷如蚕豆大，每穴灸5～10壮，隔日1次，10次为1个疗程。

无瘢痕灸 灸炷如蚕豆大，每穴灸3～7壮，隔日1次，10次为1个疗程。

♡ 情绪异常者，加肝俞、心俞、太冲。

♡ 心慌者，加神门、内关、膻中。

♡ 眼球突出者，加风池。

♡ 出汗多者，加阴郄、复溜。

（4）特别提示：

♡ 要保持心情舒畅，避免精神刺激。

♡ 平时要注意防寒保暖，防止病毒感染。

 晕车、晕船

（1）主穴：

百会 后发际正中直上7寸，或头部正中线与两耳尖连线的交点处。

中脘 在上腹部，前正中线上，脐中上4寸。

内关 在前臂掌侧，曲泽与大陵连线上，腕横纹上2寸，掌长肌腱与桡侧腕屈肌腱之间。

足三里 在小腿前外侧，犊鼻穴下3寸，距胫骨前缘一横指。

神门 在腕部，腕掌横纹尺侧端，尺侧腕屈肌腱的桡侧凹陷中。

（2）配穴：

印堂 两眉中间的凹陷中。

神阙 在腹中部，脐中央。

气海 在下腹部，前正中线上，脐中下1.5寸。

关元 在下腹部，前正中线上，脐中下3寸。

脾俞 在背部，第十一胸椎棘突下，旁开 1.5 寸。

（3）操作方法：

温和灸 每穴可灸 10～20 分钟，乘车或乘船前灸 1～2 次即可。

隔盐灸神阙 艾炷如枣核大，每次灸 20 分钟。若乘车、乘船出现昏厥时可急用，灸至苏醒为度。

特殊疗法 伤湿止痛膏贴神阙穴，应在乘车、乘船前贴用。

◎ 精神紧张者，加印堂、神阙。

◎ 素体虚弱者，加气海、关元、脾俞。

（4）特别提示：

◎ 平时要心情舒畅，适量运动。

◎ 乘车、乘船前不应空腹，避免口渴，较远行程应备好食物、饮料。

◎ 要尽可能乘坐宽敞、通风、车中部颠簸幅度小的部位。

◎ 旅途尽量不读书看报，可多聊天或口中含糖。

 水土不服

（1）主穴：

天枢 在腹中部，脐中旁开 2 寸。

中脘 在上腹部，前正中线上，脐中上 4 寸。

神阙 在腹中部，脐中央。

脾俞 在背部，第十一胸椎棘突下，旁开 1.5 寸。

（2）配穴：

太冲 在足背，第一、第二跖骨结合部前方凹陷中。

期门 在胸部，乳头直下，第六肋间隙，前正中线旁开 4 寸。

神门 在腕部，腕掌横纹尺侧端，尺侧腕屈肌腱的桡侧凹陷中。

三阴交 在小腿内侧，足内踝尖上 3 寸，胫骨内侧缘后方。

（3）操作方法：

温和灸 每穴可灸 10～20 分钟，每日 1 次，7 次为 1 个疗程。

隔姜灸 艾炷如枣核大，每穴灸 3～5 壮，7 次为 1 个疗程。

隔盐灸神阙　艾炷如枣核大,每次灸5～7壮,隔日1次,10次为1个疗程。

药物灸　以腹痛为主，可取苦瓜藤20克捣烂，灸腹痛阿是穴（压痛点或其他反应点）。

如果以腹胀为主，可取生姜250克捣烂，挤出姜汁，炒烫后装入布袋，热熨灸腹部。待凉后，加入姜汁，再炒烫敷灸腹部，每日2～3次。

☺情志不畅者，加太冲、期门。

☺睡眠不好者，加神门、三阴交。

（4）特别提示：

☺平时要心情舒畅，少食辛辣、油腻食物。

☺调理肠胃，结合胃脘部及腹部自我按揉保健，促进肠胃功能，或服用木香顺气丸等药物调理。

☺平素应加强体育锻炼，增强体质。

 40 落枕

（1）主穴：

落枕　手背，第二、第三掌骨，掌指关节后约0.5寸。

大椎　在后正中线上，第七颈椎棘突下凹陷中。

天宗　在肩胛部，冈下窝中央凹陷中，与第四胸椎相平。

后溪　握拳，第五掌指关节后尺侧，横纹头赤白肉际。

阿是穴　压痛点或其他反应点。

（2）配穴：

风池　在颈部，枕骨之下，与风府相平，胸锁乳突肌与斜方肌上端之间的凹陷中。

肩外俞　在背部，第一胸椎棘突下，旁开3寸。

养老　在前臂背面尺侧，尺骨小头近端桡侧凹陷中。

肩井　在肩上，前直乳中，大椎与肩峰端连线的中点。

秉风　在肩胛部，冈上窝中央，天宗直上，举臂有凹陷中。

（3）操作方法：

温和灸 每穴灸 15～30 分钟，每日 1 次，3～4 次为 1 个疗程。患处可回旋灸（用艾卷点燃的一端在施灸的皮肤上进行前、后、左、右的周旋移动）。

隔姜灸 艾炷如枣核大，每穴灸 5～10 壮，每日 1 次，3～4 次为 1 个疗程。

☺ 头痛者，加风池。

☺ 背痛者，加肩外俞、养老。

☺ 肩痛者，加肩井、秉风。

（4）特别提示：

☺ 可采用热敷脖子的方法，改善局部血液循环。

☺ 注意局部防寒保暖，尤其是夜间颈部保暖。

☺ 患者可以自我按揉局部，改善局部血液循环，促进康复。

 颈椎病

（1）主穴：

大椎 在后正中线上，第七颈椎棘突下凹陷中。

大杼 在背部，第一胸椎棘突下，旁开 1.5 寸。

颈夹脊 第一颈椎至第七颈椎，各椎棘突下旁开 0.5 寸。

（2）配穴：

曲池 在肘区，在尺泽与肱骨外上髁连线中点凹陷处。

外关 在前臂背侧，阳池与肘尖的连线上，腕背横纹上 2 寸，尺骨与桡骨之间。

合谷 在手背上，第一、第二掌骨间，第二掌骨桡侧的中点。

肩髃 在肩部三角肌上，臂外展或向前平伸时，肩峰前下方凹陷中。

天宗 在肩胛部，冈下窝中央凹陷中，与第四胸椎相平。

（3）操作方法：

温和灸 每穴灸 10～20 分钟，每日 1 次，10 次为 1 个疗程。

隔姜灸 艾炷如枣核大，每穴灸 10～15 壮，每日 1 次，10 次为 1 个疗程。

无瘢痕灸 艾炷如麦粒大,每穴灸 10～20 壮,隔日 1 次,5 次为 1 个疗程。

☺ 上肢及手指麻木者,加曲池、外关、合谷。

☺ 肩痛者,加肩髃、天宗。

(4)特别提示:

☺ 应注意颈部防寒保暖,尤其冬天要穿高领毛衣,来保暖颈部。

☺ 本病多与工作性质有关,多见于会计、秘书、打印员等低头伏案工作较多的人员,应注意适时活动颈部,或加强颈部按摩。

☺ 睡眠时,枕头高低应适当,不要过高或太低。

 肩周炎

(1)主穴:

天宗 在肩胛部,冈下窝中央凹陷中,与第四胸椎相平。

肩髃 在肩部三角肌上,臂外展或向前平伸时,肩峰前下方凹陷中。

肩髎 在肩部,肩髃穴后方,臂外展时,于肩峰后下方凹陷中。

阿是穴 压痛点或其他反应点。

(2)配穴:

条口 在小腿前外侧,犊鼻穴下 8 寸,距胫骨前缘一横指。

阳陵泉 在小腿外侧,腓骨小头前下方凹陷中。

手三里 屈肘在前臂背面桡侧,阳溪与拇长伸肌腱之间的凹陷中。

(3)操作方法:

温和灸 每穴可灸 10～20 分钟,每日 1 次,10 次为 1 个疗程。

隔姜灸 艾炷如枣核大,每穴灸 5～10 壮,每日 1 次,10 次为 1 个疗程。

无瘢痕灸 艾炷如黄豆大,每穴灸 5～10 壮,每日 1 次,10 次为 1 个疗程。

☺ 早期疼痛者,加条口、阳陵泉。

☺ 晚期活动受限者,加手三里。

(4)特别提示:

☺ 注意防寒保暖,以防加重病情。同时应积极活动肩关节,不能因痛怕动,使粘连加重,限制其活动度。

💮 多以远端选穴，结合功能锻炼，有利于康复。

💮 可配以针刺治疗及火罐，由于肩三针（分布肩关节周围的肩髃、肩前、肩后三个穴位的合称）易致出血，加重粘连而少用。

 扭挫伤

（1）主穴：

阿是穴　压痛点或其他反应点。

膈俞　在背部，第七胸椎棘突下，旁开 1.5 寸。

血海　屈膝，在大腿内侧，髌底内侧端上 2 寸，股四头肌内侧头的隆起处。

（2）配穴：

肩髃　在肩部三角肌上，臂外展或向前平伸时，肩峰前下方凹陷中。

肩髎　在肩部，肩髃穴后方，臂外展时，于肩峰后下方凹陷中。

肩贞　在肩关节后下方，臂内收时，腋后纹头上 1 寸。

曲池　在肘区，在尺泽与肱骨外上髁连线中点凹陷处。

小海　在肘内侧，尺骨鹰嘴与肱骨内上髁之间凹陷中。

天井　在臂外侧，屈肘时，肘尖直上 1 寸凹陷处。

阳池　在腕背横纹中，指伸肌腱的尺侧缘凹陷中。

阳溪　在腕背横纹桡侧，手拇指向上翘起时，拇短伸肌腱与拇长伸肌腱之间的凹陷中。

阳谷　在手腕尺侧，尺骨茎突与三角骨之间的凹陷中。

肾俞　在腰部，第二腰椎棘突下，旁开 1.5 寸。

腰阳关　在腰部，后正中线上，第四腰椎棘突下凹陷中。

委中　在腘横纹中点，股二头肌腱与半腱肌腱的中间。

环跳　在股外侧部，侧卧屈股，股骨大转子最凸点与骶管裂孔连线的外 1/3 与中 1/3 交点处。

秩边　在臀部，平第四骶后孔，骶正中嵴旁开 3 寸。

居髎　在髋部，髂前上棘与股骨大转子最凸点连线的中点。

膝阳关　在膝外侧，阳陵泉上 3 寸，股骨外上髁上方的凹陷中。

梁丘 屈膝,在大腿前面,髂前上棘与髌底外侧端的连线上,髌底上2寸。

膝眼 膝盖下面两侧的凹陷中,分别叫内、外膝眼。

解溪 在足背与小腿交界处的横纹中央凹陷中,拇长伸肌腱与趾长伸肌腱之间。

昆仑 在足部外踝后方,外踝尖与跟腱之间的凹陷中。

丘墟 在足外踝前下方,趾长伸肌腱的外侧凹陷中。

(3)操作方法:

温和灸 每穴可灸30分钟,每日1次,10次为1个疗程。

隔姜灸 艾炷如黄豆大,每穴灸6～10壮,每日1次,5～7次为1个疗程。

药物灸 取生栀子、乳香、生大黄各等量研末,用蜂蜜或鸡蛋清调成糊状,外敷患处,范围略大于肿痛面积,药厚0.5厘米,以纱布将药固定在阿是穴上,隔日换药1次。对陈旧性挫伤,用热酒灸。皮肤破损者禁用。

◎ 肩部,加肩髃、肩髎、肩贞。

◎ 肘部,加曲池、小海、天井。

◎ 腕部,加阳池、阳溪、阳谷。

◎ 腰部,加肾俞、腰阳关、委中。

◎ 髋部,加环跳、秩边、居髎。

◎ 膝部,加膝阳关、梁丘、膝眼。

◎ 踝部,加解溪、昆仑、丘墟。

(4)特别提示:

◎ 新挫伤、扭伤不应活动受伤处,24小时以内冷敷患处;受伤超过24小时可以热敷患处,以促进新伤活血,旧伤吸收。

◎ 可配以活血化瘀药内服,使瘀血尽快消退,或患处刺络拔罐。

◎ 应多休息,抬高患肢,便于血液回流而达到消肿的目的。

44 腰痛

(1)主穴:

肾俞 在腰部,第二腰椎棘突下,旁开1.5寸。

腰阳关 在腰部，后正中线上，第四腰椎棘突下凹陷中。

腰眼 在腰部，第四腰椎棘突下，旁开 3～4 寸凹陷中。

大肠俞 在腰部，第四腰椎棘突下，旁开 1.5 寸。

阿是穴 压痛点或其他反应点。

（2）配穴：

三阴交 在小腿内侧，足内踝尖上 3 寸，胫骨内侧缘后方。

关元 在下腹部，前正中线上，脐中下 3 寸。

后溪 握拳，第五掌指关节后尺侧，横纹头赤白肉际。

次髎 第二骶后孔中，左右各一。

膈俞 在背部，第七胸椎棘突下，旁开 1.5 寸。

大椎 在后正中线上，第七颈椎棘突下凹陷中。

大杼 在背部，第一胸椎棘突下，旁开 1.5 寸。

殷门 在大腿后面，臀沟中央下 6 寸。

环跳 在股外侧部，侧卧屈股，股骨大转子最凸点与骶管裂孔连线的外 1/3 与中 1/3 交点处。

承山 在小腿后面正中，委中与昆仑之间，伸直小腿或足跟上提时，腓肠肌肌腹下出现尖角凹陷中。

（3）操作方法：

温和灸 每穴灸 10～30 分钟，每日 1 次，10 次为 1 个疗程。

隔姜灸 艾炷如枣核大，每穴灸 10～15 壮，每日 1 次，10 次为 1 个疗程。

药物灸 对急性腰扭伤，取生附子 30 克，研末，白酒调拌，灸双足涌泉穴（足底部，足趾跖屈时呈凹陷中）。对腰肌劳损引起的腰痛，取生川乌 15 克，食盐少许，并捣烂成膏，灸肾俞、腰眼穴，以纱布固定，每日 1 换。

☺ 腰正中痛者，加三阴交。

☺ 腰酸痛者，加关元。

☺ 疼痛较剧烈者，加后溪。

☺ 腰肌劳损者，加次髎、膈俞。

☺ 腰椎骨质增生者，加大椎、大杼。

☺ 腰椎间盘突出者，加殷门、环跳、承山。

（4）特别提示：

☺ 减少活动，注意休息，最好睡硬板床。

☺ 配合针刺与活动腰部效果更好，如刺后溪，条口（在小腿前外侧，犊鼻穴下 8 寸，距胫骨前缘一横指），人中（鼻唇沟中央近鼻孔处），攒竹（在面部，眉头凹陷中，眶上切迹处）。对于腰椎间盘突出者，选用疏波，使肌肉节律跳动，促进其复位。

☺ 可以结合推拿按摩，进行腰部保健。

 阑尾炎

（1）主穴：

气海 在下腹部，前正中线上，脐中下 1.5 寸。

天枢 在腹中部，脐中旁开 2 寸。

阑尾穴 足三里穴下约 2 寸。

足三里 在小腿前外侧，犊鼻穴下 3 寸，距胫骨前缘一横指。

阿是穴 压痛点或其他反应点。

（2）配穴：

内关 在前臂掌侧，曲泽与大陵的连线上，腕横纹上 2 寸，掌长肌腱与桡侧腕屈肌腱之间。

合谷 在手背上，第一、第二掌骨间，第二掌骨桡侧的中点。

曲池 在肘区，在尺泽与肱骨外上髁连线中点凹陷处。

肘尖 屈肘，尺骨鹰嘴的尖端。

（3）操作方法：

温和灸 每穴可灸 20～30 分钟，急性者每日 1 次，3 次为 1 个疗程；慢性者每日 1 次，10 次为 1 个疗程。

无瘢痕灸 艾炷如麦粒大，每穴灸 5～10 壮，每日 1 次，5～7 次为 1 个疗程。

☺ 恶心呕吐者，加内关。

☺ 发热者，加合谷、曲池。

☺ 大便脓血者，加肘尖。

（4）特别提示：

☺ 应注意饮食卫生，少吃生冷瓜果、辛辣油腻食物。

☺ 若病情较急，疼痛剧烈，应积极采取外科手术治疗，以免延误病情。

☺ 在未明确诊断前，不应吃止痛药，以免掩盖病情，发生穿孔。

 胆结石

（1）主穴：

阳陵泉　在小腿外侧，腓骨小头前下方凹陷中。

胆俞　在背部，第十胸椎棘突下，旁开 1.5 寸。

神阙　在腹中部，脐中央。

日月　在上腹部，乳头直下，第七肋间隙，前正中线旁开 4 寸。

太冲　在足背，第一、第二跖骨结合部前方凹陷中。

（2）配穴：

大椎　在后正中线上，第七颈椎棘突下凹陷中。

曲池　在肘区，在尺泽与肱骨外上髁连线中点凹陷处。

合谷　在手背上，第一、第二掌骨间，第二掌骨桡侧的中点。

内关　在前臂掌侧，曲泽与大陵的连线上，腕横纹上 2 寸，掌长肌腱与桡侧腕屈肌腱之间。

中脘　在上腹部，前正中线上，脐中上 4 寸。

足三里　在小腿前外侧，犊鼻穴下 3 寸，距胫骨前缘一横指。

丘墟　在足外踝前下方，趾长伸肌腱的外侧凹陷中。

胆囊穴　足三里穴下约 2 寸。

（3）操作方法：

温和灸　每穴可灸 10～20 分钟，每日 1 次，7 次为 1 个疗程。

无瘢痕灸　艾炷如麦粒大，每穴灸 3～5 壮，每日 1 次，7 次为 1 个疗程。

特殊疗法　取耳穴胆、胰、肝、十二指肠、眼、耳尖穴，每次患者左侧卧位，饭后 20 分钟按压药 20 分钟，酌情吃些高脂肪、高蛋白食物。先贴右耳，再贴左耳，交替使用，3 日更换 1 次，15 次为 1 个疗程。

☺ 高热者，加大椎、曲池、合谷。

☺ 恶心、呕吐者，加内关、中脘。

☺ 胆绞痛者，加足三里、丘墟。

☺ 不想吃油腻东西者，加足三里。

☺ 胆囊炎者，加胆囊穴。

(4) 特别提示：

☺ 调畅情志，少食辛辣、油腻食物。

☺ 灸治时，多取左侧卧位，以助结石排出。

 泌尿系结石

(1) 主穴：

肾俞 在腰部，第二腰椎棘突下，旁开 1.5 寸。

三阴交 在小腿内侧，足内踝尖上 3 寸，胫骨内侧缘后方。

阳陵泉 在小腿外侧，腓骨小头前下方凹陷中。

(2) 配穴：

太冲 在足背，第一、第二跖骨结合部前方凹陷中。

委中 在腘横纹中点，股二头肌腱与半腱肌腱的中间。

京门 在侧腰部，章门穴后 1.8 寸，第十二肋骨游离端的下方。

水泉 在足内侧，内踝后下方，太溪穴直下 1 寸，跟骨结节的内侧凹陷中。

(3) 操作方法：

温和灸 每穴可灸 20 ～ 30 分钟，每日 1 次，10 次为 1 个疗程。

无瘢痕灸 艾炷如黄豆大，每穴灸 5 ～ 7 壮，隔日 1 次，10 次为 1 个疗程。

特殊疗法 取耳穴，肾、输尿管、膀胱及敏感点，以药按贴，两耳交替，每 3 日换 1 次，15 次为 1 个疗程。

☺ 腰酸，全身没劲者，加太冲、委中。

☺ 腰痛剧烈者，加京门、水泉。

（4）特别提示：

☺ 治疗期间宜多活动，多饮白开水，成人每日饮2 000毫升以上，或从高处向下跳，以促进结石排出体外。

☺ 辅以体外碎石、按摩等疗法。

☺ 病情较重，应考虑手术治疗。

 48 痔疮

（1）主穴：

长强 在尾骨端下，尾骨端与肛门连线的中点。

承山 在小腿后面正中，委中与昆仑之间，伸直小腿或足跟上提时，腓肠肌肌腹下出现尖角凹陷中。

二白 腕横纹上4寸，桡侧腕屈肌腱两侧，一手两穴。

陶道 在背部，后正中线上，第一胸椎棘突下凹陷中。

（2）配穴：

百会 后发际正中直上7寸，或头部正中线与两耳尖连线的交点处。

商丘 在足内踝前下方凹陷中，舟骨结节与内踝尖连线的中点。

次髎 第二骶后孔中，左右各一。

命门 在腰部，后正中线上，第二腰椎棘突下凹陷中。

大椎 在后正中线上，第七颈椎棘突下凹陷中。

阴陵泉 在小腿内侧，胫骨内侧后下方凹陷中。

三阴交 在小腿内侧，足内踝尖上3寸，胫骨内侧缘后方。

足三里 在小腿前外侧，犊鼻穴下3寸，距胫骨前缘一横指。

涌泉 足底部，足趾跖屈时呈凹陷中。

天枢 在腹中部，脐中旁开2寸。

支沟 腕背横纹上3寸，尺骨与桡骨之间。

（3）操作方法：

温和灸 每穴可灸15～20分钟，每日1次，10次为1个疗程。

隔姜灸 艾炷如枣核大，每穴灸5～10壮，每日1次，7次为1个疗程。

药物灸 取芒硝 30 克，冰片 10 克，研末，再用猪胆汁适量调成糊状（较多分泌物者加白矾 10 克），外敷于痔疮上灸用。以纱布固定，每日早晚各 1 次。

☺ 脱肛者，加百会、商丘、次髎。

☺ 内痔出血者，加命门、大椎。

☺ 局部瘙痒者，加阴陵泉、三阴交。

☺ 贫血者，加足三里、命门、涌泉。

☺ 大便干燥者，加天枢、支沟。

（4）特别提示：

☺ 患者应少食辛辣食物，多食新鲜蔬菜。

☺ 患者可用药坐浴，或经常做收腹提肛动作。

☺ 积极参加体育锻炼，增强体质，调畅心情，促进康复。

 49 冻疮

（1）主穴：

阿是穴 压痛点或其他反应点。

气海 在下腹部，前正中线上，脐中下 1.5 寸。

膈俞 在背部，第七胸椎棘突下，旁开 1.5 寸。

血海 屈膝，在大腿内侧，髌底内侧端上 2 寸，股四头肌内侧头的隆起处。

（2）配穴：

肾俞 在腰部，第二腰椎棘突下，旁开 1.5 寸。

腰阳关 在腰部，后正中线上，第四腰椎棘突下凹陷中。

大肠俞 在腰部，第四腰椎棘突下，旁开 1.5 寸。

脾俞 在背部，第十一胸椎棘突下，旁开 1.5 寸。

胃俞 在背部，第十二胸椎棘突下，旁开 1.5 寸。

足三里 在小腿前外侧，犊鼻穴下 3 寸，距胫骨前缘一横指。

（3）操作方法：

温和灸 每穴可灸 20～30 分钟，每日 1 次，10 次为 1 个疗程。

隔姜灸 切姜片 0.5 厘米厚，置于穴位上，艾炷如枣核大，每穴灸 5～7

壮，隔日 1 次，10 次为 1 个疗程。

药物灸 取独头大蒜捣烂，加热，灸于冻疮处，冷后加热再灸，每穴反复 5～8 次，10 天为 1 个疗程。

特殊疗法 取樟脑 6 克，猪油适量，将樟脑加入猪油内熔化和匀，外搽患处，每日 2～3 次。

♡ 腰酸腿软者，加肾俞、腰阳关、大肠俞。

♡ 进食减少，周身无力者，加脾俞、胃俞、足三里。

（4）特别提示：

♡ 应注意防寒保暖，适量参加体育锻炼，增强耐寒能力。

♡ 本病应重视冬病夏治，改善局部血液循环，以防入冬复发。

♡ 冻疮已发，患处应少烤火，以免使局部血管扩张、充血更甚而加重病情，应抬高患处便于血液回流而消肿。

脱肛

（1）主穴：

百会 后发际正中直上 7 寸，或头部正中线与两耳尖连线的交点处。

气海 在下腹部，前正中线上，脐中下 1.5 寸。

长强 在尾骨端下，尾骨端与肛门连线的中点。

神阙 在腹中部，脐中央。

关元 在下腹部，前正中线上，脐中下 3 寸。

（2）配穴：

足三里 在小腿前外侧，犊鼻穴下 3 寸，距胫骨前缘一横指。

脾俞 在背部，第十一胸椎棘突下，旁开 1.5 寸。

承山 在小腿后面正中，委中与昆仑之间，伸直小腿或足跟上提时，腓肠肌肌腹下出现尖角凹陷中。

天枢 在腹中部，脐中旁开 2 寸。

肾俞 在腰部，第二腰椎棘突下，旁开 1.5 寸。

胃俞 在背部，第十二胸椎棘突下，旁开 1.5 寸。

（3）操作方法：

温和灸 每穴可灸15～20分钟，每日1次，7次为1个疗程。

隔姜灸 艾炷如枣核大，每穴灸5～10壮，每日或隔日1次，7次为1个疗程。

隔盐灸神阙 艾炷如黄豆大，每次灸5～10壮，隔日1次，5～7次为1个疗程。

无瘢痕灸 艾炷如麦粒大，每穴灸15～30壮，每日1次，10次为1个疗程。此法适用于重症。

☺周身无力者，加足三里、脾俞。

☺大便干燥者，加承山、天枢。

☺重症者，加肾俞、胃俞。

（4）特别提示：

☺避免负重或过度劳累。

☺可服补中益气的药物，加强升提作用，有助于回纳。

☺反复发作，可引起局部感染，应配合外用药熏洗。

☺经常进行收腹提肛锻炼，促进回纳。

51 痛经

（1）主穴：

地机 阴陵泉穴下3寸。

关元 在下腹部，前正中线上，脐中下3寸。

三阴交 在小腿内侧，足内踝尖上3寸，胫骨内侧缘后方。

（2）配穴：

合谷 在手背上，第一、第二掌骨间，第二掌骨桡侧的中点。

中极 在下腹部，前正中线上，脐中下4寸。

归来 在下腹部，脐中下4寸，距前正中线2寸。

太冲 在足背，第一、第二跖骨结合部前方凹陷中。

次髎 第二骶后孔中，左右各一。

肾俞 在腰部，第二腰椎棘突下，旁开1.5寸。

气海 在下腹部，前正中线上，脐中下1.5寸。

（3）操作方法：

温和灸 每穴可灸10～20分钟，每日1～2次，5次为1个疗程。于月经前5天开始施灸，灸至月经来潮，连灸3个疗程。

隔姜灸 艾炷如枣核大，每穴灸5～7壮，每日1次，5次为1个疗程。

药物灸 取肉桂10克，吴茱萸、茴香各20克研为末，用白酒适量炒热灸神阙（在腹中部，脐中央），冷后再炒，以不烫伤为度，胶布固定，连灸3日。下次月经之前再灸3日。

☺ 小腹疼痛畏压者，加合谷、中极。

☺ 两侧乳房胀满疼痛者，加归来、太冲。

☺ 小腹疼痛严重者，加次髎。

☺ 小腹疼痛喜压者，加肾俞、气海。

（4）特别提示：

☺ 调畅情志，适当休息。

☺ 注意经期卫生，避免精神刺激，防止受凉或过食生冷食物。

☺ 肢冷腹痛者，可以在每次月经前几天以热水袋敷小腹部，或以王不留行贴压耳部穴位，每3～5日更换，左右两耳交替使用。

52 闭经

（1）主穴：

关元 在下腹部，前正中线上，脐中下3寸。

归来 在下腹部，脐中下4寸，距前正中线2寸。

三阴交 在小腿内侧，足内踝尖上3寸，胫骨内侧缘后方。

（2）配穴：

脾俞 在背部，第十一胸椎棘突下，旁开1.5寸。

肾俞 在腰部，第二腰椎棘突下，旁开1.5寸。

足三里 在小腿前外侧，犊鼻穴下3寸，距胫骨前缘一横指。

太冲 在足背，第一、第二跖骨结合部前方凹陷中。

肝俞 在背部，第九胸椎棘突下，旁开1.5寸。

血海 屈膝，在大腿内侧，髌底内侧端上2寸，股四头肌内侧头的隆起处。

行间 在足背，第一、第二趾间的缝纹端。

（3）操作方法：

温和灸 每穴可灸10～20分钟，每日1次，5次为1个疗程。

隔姜灸 艾炷如枣核大，每穴灸3～5壮，每日1次，5～7次为1个疗程。

药物灸 取益母草、月季花各30克捣烂，加热后灸关元穴，冷后加热再灸，每次约30分钟，每日1次，连灸1周。

☺ 腰酸腿软者，加脾俞、肾俞、足三里。

☺ 情志抑郁、易怒者，加太冲、肝俞、血海、行间。

（4）特别提示：

☺ 在经期要保持心情舒畅，适当休息。

☺ 对于月经停止患者，首先应与早期妊娠相鉴别。

☺ 在经期不要淋雨和游泳，不吃生冷食物。

53 月经不调

（1）主穴：

关元 在下腹部，前正中线上，脐中下3寸。

血海 屈膝，在大腿内侧，髌底内侧端上2寸，股四头肌内侧头的隆起处。

三阴交 在小腿内侧，足内踝尖上3寸，胫骨内侧缘后方。

（2）配穴：

归来 在下腹部，脐中下4寸，距前正中线2寸。

中极 在下腹部，前正中线上，脐中下4寸。

气海 在下腹部，前正中线上，脐中下1.5寸。

足三里 在小腿前外侧，犊鼻穴下3寸，距胫骨前缘一横指。

行间 在足背，第一、第二趾间的缝纹端。

（3）操作方法：

温和灸 每穴可灸 10～20 分钟，每日 1 次，5 次为 1 个疗程。

隔姜灸 艾炷如黄豆大，每穴灸 5～7 壮，每日 1 次，5 次为 1 个疗程。

药物灸 取益母草 60 克，夏枯草 30 克，共捣烂炒热，灸气海穴，每日 1 次，连灸 1 周。

☺ 经期提前者，加归来、中极。

☺ 经期推后者，加气海、足三里。

☺ 月经不定期者，加行间。

（4）特别提示：

☺ 在经期要保持心情舒畅，注意休息。

☺ 注意经期卫生，忌食生冷或刺激性食品，避免精神刺激，减轻体力劳动，禁房事。

 崩漏

（1）主穴：

隐白 在足大趾末节内侧，距趾甲角 0.1 寸。

大敦 在足拇趾末节外侧，距趾甲角 0.1 寸。

关元 在下腹部，前正中线上，脐中下 3 寸。

三阴交 在小腿内侧，足内踝尖上 3 寸，胫骨内侧缘后方。

（2）配穴：

血海 屈膝，在大腿内侧，髌底内侧端上 2 寸，股四头肌内侧头的隆起处。

太冲 在足背，第一、第二跖骨结合部前方凹陷中。

百会 后发际正中直上 7 寸，或头部正中线与两耳尖连线的交点处。

气海 在下腹部，前正中线上，脐中下 1.5 寸。

膈俞 在背部，第七胸椎棘突下，旁开 1.5 寸。

脾俞 在背部，第十一胸椎棘突下，旁开 1.5 寸。

肾俞 在腰部，第二腰椎棘突下，旁开 1.5 寸。

太溪 在足内侧、内踝后方，内踝尖与跟腱之间的凹陷中。

（3）操作方法：

温和灸 每穴可灸 15 ～ 20 分钟，每日 1 次，7 次为 1 个疗程。

雀啄灸 每穴可灸 10 ～ 20 分钟，每日 1 次，7 次为 1 个疗程。

隔姜灸 艾炷如黄豆大，每穴灸 7 壮，隔日 1 次，5 次为 1 个疗程。

药物灸 取吴茱萸、食盐各等量研末，与黄酒少许调匀，制成 3 个如 5 分硬币大的药饼，分别贴敷神阙（在腹中部，脐中央）、隐白、脾俞，其上放艾炷如枣核大，每穴灸 5 ～ 7 壮，每日 1 次。

♋ 血色紫暗，夹杂着血块者，加血海、太冲。

♋ 疲倦，全身没劲者，加百会、气海。

♋ 血虚者，加膈俞、脾俞。

♋ 腰酸腿软者，加肾俞、太溪。

（4）特别提示：

♋ 大量出血，病势重者，应采取综合疗法。

♋ 绝经期或绝经后妇女若出现反复出血，需做妇科检查以明确诊断。

♋ 注意经期卫生，避免寒冷等刺激和精神紧张。

 带下病

（1）主穴：

隐白 在足大趾末节内侧，距趾甲角 0.1 寸。

气海 在下腹部，前正中线上，脐中下 1.5 寸。

带脉 在侧腹部，章门下 1.8 寸，第十一肋骨游离端下方垂线与脐水平线的交点上。

次髎 第二骶后孔中，左右各一。

（2）配穴：

脾俞 在背部，第十一胸椎棘突下，旁开 1.5 寸。

命门 在腰部，后正中线上，第二腰椎棘突下凹陷中。

足三里 在小腿前外侧，犊鼻穴下 3 寸，距胫骨前缘一横指。

阴陵泉 在小腿内侧，胫骨内侧后下方凹陷中。

行间 在足背，第一、第二趾间的缝纹端。

（3）操作方法：

温和灸 每穴可灸 15～20 分钟，每日 1 次，10 次为 1 个疗程。

雀啄灸 每穴可灸 15～20 分钟，每日 1 次，10 次为 1 个疗程。

药物灸 取芡实、桑螵蛸各 30 克，白芷 20 克，一同研末与醋调成糊状，取适量敷神阙（在腹中部，脐中央），以胶布固定，每日 1 次，连灸 1 周。

☼ 白带质地较稀者，加脾俞、命门、足三里。

☼ 带下颜色黄、质地较稠者，加阴陵泉、行间。

（4）特别提示：

☼ 保持外阴部清洁，注意经期及孕期卫生，避免重复感染。

☼ 多进食健脾补肾之品，如山药、银杏、新鲜蔬菜等。现代医学认为，大量维生素的摄入，特别是维生素 B_1 对一些慢性白带增多的患者是大有益处的。

56 胎位不正

（1）取穴：

至阴 在足小趾末节外侧，距趾甲角 0.1 寸。

隐白 在足大趾末节内侧，距趾甲角 0.1 寸。

三阴交 在小腿内侧，足内踝尖上 3 寸，胫骨内侧缘后方。

（2）操作方法：

在用灸时嘱孕妇松解腰带，坐在靠背椅上或仰卧床上。

温和灸 每穴可灸 15～20 分钟，每日 1 次，10 次为 1 个疗程，灸至胎位转正为止。

无瘢痕灸 艾炷如麦粒大，每穴灸 3～5 壮，每日 1 次，5 次为 1 个疗程。

（3）特别提示：

☼ 孕妇要经常检查，及时发现。

☼ 发现后应该到医院治疗。

57 产后腹痛

(1) 主穴：

气海 在下腹部，前正中线上，脐中下 1.5 寸。

足三里 在小腿前外侧，犊鼻穴下 3 寸，距胫骨前缘一横指。

膈俞 在背部，第七胸椎棘突下，旁开 1.5 寸。

(2) 配穴：

三阴交 在小腿内侧，足内踝尖上 3 寸，胫骨内侧缘后方。

合谷 在手背上，第一、第二掌骨间，第二掌骨桡侧的中点。

地机 阴陵泉穴下 3 寸。

(3) 操作方法：

温和灸 每穴可灸 15～20 分钟，每日 1 次，5 次为 1 个疗程。

隔姜灸 艾炷如黄豆大，每穴灸 5～7 壮，隔日 1 次，5 次为 1 个疗程。

药物灸 取香附 20 克，延胡索 10 克，桂枝 10 克，木香 6 克，鸡血藤 20 克，共捣烂，炒热灸气海穴，每次灸约 15 分钟，每日 1 次，灸后可按揉 5 分钟，5 次为 1 个疗程。

☺ 小肚子微微疼痛者，加三阴交。

☺ 小肚子疼痛如针扎者，加合谷、地机。

(4) 特别提示：

☺ 不要吃辛辣刺激性的食物。

☺ 注意保暖，防止受凉。

☺ 自己不要乱用药物，应到医院看病。

58 产后少乳

(1) 主穴：

乳根 在胸部，乳头直下，乳房根部，第五肋间隙，前正中线 4 寸。

膻中 在胸部，前正中线上，平第四肋间隙，两乳头连线的中点。

少泽 在手小指末节尺侧，距指甲角 0.1 寸。

（2）配穴：

期门　在胸部，乳头直下，第六肋间隙，前正中线旁开 4 寸。

太冲　在足背，第一、第二跖骨结合部前方凹陷中。

气海　在下腹部，前正中线上，脐中下 1.5 寸。

足三里　在小腿前外侧，犊鼻穴下 3 寸，距胫骨前缘一横指。

（3）操作方法：

温和灸　每穴可灸 10 ～ 20 分钟，每日 1 ～ 2 次，5 次为 1 个疗程。

隔姜灸　艾炷如枣核大，每穴灸 3 ～ 5 壮，每日 1 次，5 次为 1 个疗程。

隔葱灸　取葱白适量，捣烂，敷于穴位，上置艾炷施灸，每穴灸 3 ～ 5 壮，每日 1 次，5 次为 1 个疗程。

♡ 乳房胀痛者，加期门、太冲。

♡ 体质虚弱者，加气海、足三里。

（4）特别提示：

♡ 要保持心情舒畅，不要生气。

♡ 不要吃太油腻的食物。

♡ 要注意让孩子适当吸乳以保持乳汁通畅。

 子宫脱垂

（1）主穴：

百会　后发际正中直上 7 寸，或头部正中线与两耳尖连线的交点处。

气海　在下腹部，前正中线上，脐中下 1.5 寸。

足三里　在小腿前外侧，犊鼻穴下 3 寸，距胫骨前缘一横指。

维道　在侧腹部，髂前上棘的前下方，五枢穴前下 0.5 寸。

（2）配穴：

脾俞　在背部，第十一胸椎棘突下，旁开 1.5 寸。

神阙　在腹中部，脐中央。

关元　在下腹部，前正中线上，脐中下 3 寸。

命门　在腰部，后正中线上，第二腰椎棘突下凹陷中。

（3）操作方法：

温和灸 每穴可灸 10～20 分钟，每日 1 次，10 次为 1 个疗程。

隔姜灸 艾炷如枣核大，每穴可灸 7 壮，每日 1 次，10 次为 1 个疗程。

隔盐灸 艾炷如黄豆大，灸神阙穴，灸 5～7 壮，隔日 1 次，7 次为 1 个疗程。

◎ 懒得说话，手脚没劲者，加脾俞、神阙。

◎ 腰酸腿软者，加关元、命门。

（4）特别提示：

◎ 调畅情志，适宜休息，少食辛辣生冷食物。

◎ 体质虚弱或有继发感染者可配合药物治疗。

◎ 治疗期间不宜参加重体力劳动，时常做胸膝卧式及提肛运动，促进其回纳。

60 乳腺增生

（1）主穴：

乳中 在胸部，第四肋间隙，距前正中线 4 寸，乳头中央（患侧）。

足三里 在小腿前外侧，犊鼻穴下 3 寸，距胫骨前缘一横指。

（2）配穴：

太冲 在足背，第一、第二跖骨结合部前方凹陷中。

气海 在下腹部，前正中线上，脐中下 1.5 寸。

太溪 在足内侧、内踝后方，内踝尖与跟腱之间的凹陷中。

（3）操作方法：

艾条灸 以主穴为主，效果不显著时加配穴。用艾条灸，每次灸 20～40 分钟。肝郁气滞者，以患者感到局部舒适为宜，灸的时间可以略短；冲任不调者，火力要足，灸的时间要长，灸后患者感觉胸内发热及下肢有热感为佳。每日治疗 1 次，10 次为 1 个疗程。停灸 3 日，继续下一个疗程。

（4）特别提示：

◎ 不要生气着急，要保持心情舒畅。

🪷不要吃辛辣刺激食物。

🪷不要经常按揉患区。

🪷尽量少戴胸罩。

61 绝经前后综合征

(1)主穴：

肾俞 在腰部，第二腰椎棘突下，旁开 1.5 寸。

心俞 在背部，第五胸椎棘突下，旁开 1.5 寸。

三阴交 在小腿内侧，足内踝尖上 3 寸，胫骨内侧缘后方。

脾俞 在背部，第十一胸椎棘突下，旁开 1.5 寸。

(2)配穴：

太溪 在足内侧、内踝后方，内踝尖与跟腱之间的凹陷中。

然谷 在足内侧，舟骨粗隆下方，赤白肉际。

关元 在下腹部，前正中线上，脐中下 3 寸。

命门 在腰部，后正中线上，第二腰椎棘突下凹陷中。

(3)操作方法：

温和灸 每穴可灸 10～20 分钟，每日 1 次，10 次为 1 个疗程。

隔姜灸 艾炷如枣核大，每穴可灸 3～5 壮，每日 1～2 次，10 次为 1 个疗程。

🪷手脚心发热者，加太溪、然谷。

🪷浮肿，大便溏泄，四肢冰冷者，加关元、命门。

(4)特别提示：

🪷要保持心情舒畅，不要着急生气。

🪷不要吃辛辣刺激性的食物。

🪷家人要理解患者，多陪患者到室外活动。

62 百日咳

（1）主穴：

鱼际 第一掌骨中点之桡侧，赤白肉际处。

尺泽 肘横纹中，肘二头肌腱桡侧。

身柱 在背部，后正中线上，第三胸椎棘突下凹陷中。

内关 在前臂掌侧，曲泽与大陵的连线上，腕横纹上2寸，掌长肌腱与桡侧腕屈肌腱之间。

（2）配穴：

曲池 在肘区，在尺泽与肱骨外上髁连线中点凹陷处。

合谷 在手背上，第一、第二掌骨间，第二掌骨桡侧的中点。

肺俞 在背部，第三胸椎棘突下，旁开1.5寸。

足三里 在小腿前外侧，犊鼻穴下3寸，距胫骨前缘一横指。

（3）操作方法：

温和灸 每穴可灸5～10分钟，每日1次，7次为1个疗程。

隔姜灸 艾炷如麦粒大，每穴灸5～7壮，每日1次，7次为1个疗程。

药物灸 取适量大蒜，剥去大蒜瓣的薄外衣，捣烂备用。先将患者双脚底涂以猪油或凡士林，然后将捣烂的大蒜均匀地铺于薄布上，灸足底涌泉（足底部，足趾跖屈时呈凹陷中），外面再穿双袜子。每晚临睡前灸上，第二天早晨除去。

☺ 发热者，加曲池、合谷。

☺ 咳嗽时间较长者，加肺俞。

☺ 体弱者，加足三里。

（4）特别提示：

☺ 发现患儿及时隔离4～7周。

☺ 加强对患儿护理，注意防寒保暖和饮食卫生。

☺ 保护易感小儿，凡出生3个月后，即接种百日咳疫苗。

63 流行性腮腺炎

（1）主穴：

翳风 耳垂后方，下颌角与乳突间凹陷处。

颊车 在面颊部，下颌角前上方约一横指，咀嚼时咬肌隆起，按之凹陷中。

角孙 在头部，折耳郭向前，耳尖直上入发际处。

（2）配穴：

曲池 在肘区，在尺泽与肱骨外上髁连线中点凹陷处。

外关 在前臂背侧，阳池与肘尖的连线上，腕背横纹上2寸，尺骨与桡骨之间。

下关 在面部耳前方，颧弓与下颌切迹之间的凹陷中。

合谷 在手背上，第一、第二掌骨间，第二掌骨桡侧的中点。

（3）操作方法：

温和灸 每穴可灸10～15分钟，每日1次，5次为1个疗程。

无瘢痕灸 艾炷如麦粒大，每穴灸3～5壮，每日1次，连灸3次可愈。

灯火灸 点灸双侧角孙穴，至出现爆竹样声音为止。

药物灸 取蟾蜍1只，用清水洗净，去头取耳后腺，将皮剥下，围绕耳后腺剪成膏药样，表皮向外，直接灸于患处，8小时左右自然干燥脱落，可浸水后重新灸用或更换新皮灸，直至肿消为止。

此外，可取大青叶粉50～150克，加适量水调成糊状，灸于患处，每日灸2次，每次2小时左右。

🌸 发热、头痛者，加曲池、外关。

🌸 张嘴疼痛者，加下关、合谷。

（4）特别提示：

🌸 由于本病为传染病，发现患者应及时隔离治疗至腮肿消退5日左右为止。

🌸 注意小儿饮食卫生，少吃生冷瓜果，多运动，增强小儿体质。

64 小儿惊风

（1）主穴：

神阙 在腹中部，脐中央。

太冲 在足背，第一、第二跖骨结合部前方凹陷中。

合谷 在手背上，第一、第二掌骨间，第二掌骨桡侧的中点。

涌泉 足底部，足趾跖屈时呈凹陷中。

印堂 两眉中间的凹陷中。

（2）配穴：

曲池 在肘区，在尺泽与肱骨外上髁连线中点凹陷处。

大椎 在后正中线上，第七颈椎棘突下凹陷中。

列缺 屈手腕时，手腕上有一条横纹，手心向前，在腕横纹上1.5寸。

丰隆 在小腿前外侧，外踝尖上8寸，条口外1寸。

颊车 在面颊部，下颌角前上方约一横指，咀嚼时咬肌隆起，按之凹陷中。

下关 在面部耳前方，颧弓与下颌切迹之间的凹陷中。

风池 在颈部，枕骨之下，与风府相平，胸锁乳突肌与斜方肌上端之间的凹陷中。

身柱 在背部，后正中线上，第三胸椎棘突下凹陷中。

（3）操作方法：

温和灸 每穴可灸10～20分钟，每日1次，3次为1个疗程。

隔盐灸 用于神阙穴，每次灸3～5壮，每日1次，3次为1个疗程。

☺ 高热者，加曲池、大椎。

☺ 痰多者，加列缺、丰隆。

☺ 牙齿紧闭者，加颊车、下关。

☺ 头向后挺，肚子往前挺者，加风池、身柱。

（4）特别提示：

☺ 本病发作，应救其急而先止痉，痉止之后，必须查明原因。

☺ 患儿抽筋发作时，切勿强制牵住，以免扭伤筋骨。抽筋不止或痰涎多的患儿，应使其侧卧，保持患儿呼吸道畅通，并且用多层消毒纱布包裹的压舌板放于患儿上下齿之间，以免咬伤舌体或发生窒息。

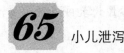 **小儿泄泻**

（1）主穴：

天枢　在腹中部，脐中旁开2寸。

足三里　在小腿前外侧，犊鼻穴下3寸，距胫骨前缘一横指。

神阙　在腹中部，脐中央。

四缝　第二、第三、第四、第五指掌面，近端指关节横纹中点。

（2）配穴：

内关　在前臂掌侧，曲泽与大陵的连线上，腕横纹上2寸，掌长肌腱与桡侧腕屈肌腱之间。

公孙　在足内侧缘，第一跖骨基底部的前下方。

丰隆　在小腿前外侧，外踝尖上8寸，条口外1寸。

中脘　在上腹部，前正中线上，脐中上4寸。

梁丘　屈膝，在大腿前面，髂前上棘与髌底外侧端的连线上，髌底上2寸。

（3）操作方法：

温和灸　每穴可灸15～20分钟，每日1次，10次为1个疗程。

回旋灸　每穴可灸15～20分钟，每日1次，10次为1个疗程。

隔盐灸神阙　艾炷如黄豆大，每次灸5～7壮，每日1次，3次为1个疗程。

隔姜灸　艾炷如枣核大，每穴灸3～7壮，每日1次，3次为1个疗程。

药物灸　取陈醋、明矾、面粉各适量，共调成糊状，灸足心涌泉穴（足底部，足趾跖屈时呈凹陷中），用纱布包扎固定。

☾ 呕吐者，加内关。

☾ 肠鸣伴有疼痛者，加公孙、丰隆。

☾ 肚子痛者，加中脘、梁丘。

（4）特别提示：

☾ 对泄泻患儿要注意护理，泄泻频繁有脱水者，应及时去医院。

☺ 急性泄泻治疗期间须控制饮食，母乳喂养者要缩短喂奶时间，延长间隔时间。人工喂养者应将奶粉调稀一些。轻症病例要减少饮食，重症病例则应禁食 6 ～ 12 小时，随着病情好转，逐渐给予少量母乳或米汤等易消化食物，在禁食期间应注意液体的供给。

☺ 泄泻患儿进食时一定要注意饮食卫生，少吃生冷瓜果。

 小儿厌食症

（1）主穴：

脾俞 在背部，第十一胸椎棘突下，旁开 1.5 寸。

肾俞 在腰部，第二腰椎棘突下，旁开 1.5 寸。

肺俞 在背部，第三胸椎棘突下，旁开 1.5 寸。

水分 在上腹部，前正中线上，脐中上 1 寸。

阴陵泉 在小腿内侧，胫骨内侧后下方凹陷中。

（2）配穴：

天枢 在腹中部，脐中旁开 2 寸。

中脘 在上腹部，前正中线上，脐中上 4 寸。

足三里 在小腿前外侧，犊鼻穴下 3 寸，距胫骨前缘一横指。

膈俞 在背部，第七胸椎棘突下，旁开 1.5 寸。

（3）操作方法：

温和灸 每穴灸 10 ～ 20 分钟，每日 1 ～ 2 次，10 次为 1 个疗程。

瘢痕灸足三里 艾炷如麦粒大，灸至局部起水疱为度，灸疮化脓痊愈后再灸，3 次为 1 个疗程。

药物灸 取白芥子末 6 克，以烧酒调之，灸关元（在下腹部，前正中线上，当脐中下 3 寸）穴，见起水疱为度。

☺ 大便溏泄者，加天枢。

☺ 肚子不舒服者，加中脘。

☺ 贫血者，加足三里、膈俞。

（4）特别提示：

♡ 首先应到医院对患儿进行诊断，因寄生虫、结核等引起的需治疗原发病。

♡ 对患儿应注意饮食卫生，少食生冷瓜果，饮食要定时定量。尤其是婴儿断奶时，要注意补充营养。

 小儿疳积

（1）主穴：

脾俞 在背部，第十一胸椎棘突下，旁开 1.5 寸。

肺俞 在背部，第三胸椎棘突下，旁开 1.5 寸。

阴陵泉 在小腿内侧，胫骨内侧后下方凹陷中。

（2）配穴：

内关 在前臂掌侧，曲泽与大陵之间的连线上，腕横纹上 2 寸，掌长肌腱与桡侧腕屈肌腱之间。

天枢 在腹中部，脐中旁开 2 寸。

丰隆 在小腿前外侧，外踝尖上 8 寸，条口外 1 寸。

神阙 在腹中部，脐中央。

命门 在腰部，后正中线上，第二腰椎棘突下凹陷中。

三焦俞 在腰部，第一腰椎棘突下，旁开 1.5 寸。

中极 在下腹部，前正中线上，脐中下 4 寸。

三阴交 在小腿内侧，足内踝尖上 3 寸，胫骨内侧缘后方。

足三里 在小腿前外侧，犊鼻穴下 3 寸，距胫骨前缘一横指。

膈俞 在背部，第七胸椎棘突下，旁开 1.5 寸。

（3）操作方法：

温和灸 每穴灸 10～30 分钟，每日 1～2 次，10 次为 1 个疗程。

瘢痕灸 艾炷如麦粒大，灸至局部起水疱为度，灸疮化脓痊愈后再灸，3 次为 1 个疗程。

药物灸 取附子末 6 克，以烧酒调之，灸中脘（在上腹部，前正中线上，脐中上 4 寸），见起水疱为度。

☉ 呕吐者，加内关。

☉ 大便溏泄者，加天枢、丰隆。

☉ 无尿、少尿者，加神阙、命门、三焦俞、中极、三阴交。

☉ 贫血者，加足三里、膈俞。

☉ 体弱者，加足三里。

（4）特别提示：

☉ 要到医院进行诊治。

☉ 平时要注意饮食卫生，少食生冷瓜果，饮食要定时定量。

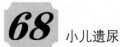小儿遗尿

（1）主穴：

关元 在下腹部，前正中线上，脐中下 3 寸。

中极 在下腹部，前正中线上，脐中下 4 寸。

肾俞 在腰部，第二腰椎棘突下，旁开 1.5 寸。

三阴交 在小腿内侧，足内踝尖上 3 寸，胫骨内侧缘后方。

（2）配穴：

脾俞 在背部，第十一胸椎棘突下，旁开 1.5 寸。

足三里 在小腿前外侧，犊鼻穴下 3 寸，距胫骨前缘一横指。

神阙 在腹中部，脐中央。

百会 后发际正中直上 7 寸，或头部正中线与两耳尖连线的交点处。

（3）操作方法：

温和灸 每穴可灸 10～20 分钟，每日 1～2 次，5 次为 1 个疗程。

隔姜灸 艾炷如黄豆大，每穴灸 3～5 壮，每日 1 次，5～7 次为 1 个疗程。

隔盐灸 艾炷如黄豆大，每穴灸 3～5 壮，隔日 1 次，5 次为 1 个疗程。

无瘢痕灸 艾炷如麦粒大，每穴灸 3～5 壮，每日 1 次，5～7 次为 1 个疗程。

药物灸 取五倍子 3 克研成细末，以温开水调成糊状，灸于患儿神阙穴

上，外加纱布固定，每晚换药 1 次，连灸 3～7 次为 1 个疗程。

☺ 体质虚弱者，加脾俞、足三里、神阙、百会。

（4）特别提示：

☺ 患儿晚餐应尽量少饮水，少吃水果，以减少膀胱贮尿量。

☺ 家长应鼓励、培养小儿自觉起床，养成良好的排尿习惯。

69 小儿夜啼

（1）主穴：

身柱 在背部，后正中线上，第三胸椎棘突下凹陷中。

百会 后发际正中直上 7 寸，或头部正中线与两耳尖连线的交点处。

中冲 在手中指末节尖端中央。

（2）配穴：

中脘 在上腹部，前正中线上，脐中上 4 寸。

足三里 在小腿前外侧，犊鼻穴下 3 寸，距胫骨前缘一横指。

（3）操作方法：

温和灸 每穴可灸 10～20 分钟，每日 1 次，5 次为 1 个疗程。

直接灸 艾炷如麦粒大，每穴灸 3～5 壮，每日 1 次，5 次为 1 个疗程。

药物灸 将牵牛子研为细末，装瓶备用。施灸时取药末 10～15 克，加温水适量调成糊膏状，临睡前灸于神阙穴（在腹中部，脐中央），胶布固定。每日灸 1 次。

此外，可取吴茱萸 15 克研末，用醋调敷两足底涌泉穴（足底部，足趾跖屈时呈凹陷中），外用纱布固定，每日灸 1 次。

☺ 入睡困难者，加中脘、足三里。

（4）特别提示：

☺ 对于小儿啼哭应注意观察，如果是本病可采用本法。注意：本病白天多安静，只是入夜啼哭。

☺ 应注意防寒保暖，不要吃得过饱或过少。

☺ 患儿啼哭要注意检查尿布是否浸湿，包被松紧是否适宜。

☺ 小儿尤要给予足够卫生护理（其皮肤细嫩，瘙痒湿疹易损皮肤），以防感染。

 小儿麻痹后遗症

（1）主穴：

1）上肢瘫痪：

肩髃 在肩部三角肌上，臂外展或向前平伸时，肩峰前下方凹陷中。

曲池 在肘区，在尺泽与肱骨外上髁连线中点凹陷处。

外关 在前臂背侧，阳池与肘尖的连线上，腕背横纹上 2 寸，尺骨与桡骨之间。

2）下肢瘫痪：

环跳 在股外侧部，侧卧屈股，股骨大转子最凸点与骶管裂孔连线的外 1/3 与中 1/3 交点中。

阳陵泉 在小腿外侧，腓骨小头前下方凹陷中。

悬钟 在小腿外侧，外踝尖上 3 寸，腓骨前缘。

（2）配穴：

伏兔 在大腿前面，髂前上棘与髌底外侧端的连线上，髌底上 6 寸。

足三里 在小腿前外侧，犊鼻穴下 3 寸，距胫骨前缘一横指。

合谷 在手背上，第一、第二掌骨间，第二掌骨桡侧的中点。

（3）操作方法：

温和灸 每穴可灸 10 ～ 20 分钟，每日 1 次，10 次为 1 个疗程。

无瘢痕灸 艾炷如麦粒大，每穴灸 5 ～ 7 壮，每日 1 次，7 次为 1 个疗程。

☺ 肌肉萎缩者，加伏兔、足三里、合谷。

（4）特别提示：

☺ 本病为急性传染病，应从发病之日起隔离 40 天。

☺ 此病流行季节，应按期服用预防此病的减毒活疫苗糖丸，少带儿童去公共场所。

☺ 注意休息，避免疲劳受凉，不吃不干净食物。

🐦 应积极配合功能锻炼、推拿、理疗等，有助于恢复。

 71 小儿哮喘

（1）主穴：

鱼际 第一掌骨中点之桡侧，赤白肉际处。

尺泽 肘横纹中，肘二头肌腱桡侧。

身柱 在背部，后正中线上，第三胸椎棘突下凹陷中。

内关 在前臂掌侧，曲泽与大陵穴的连线上，腕横纹上 2 寸，掌长肌腱与桡侧腕屈肌腱之间。

（2）配穴：

曲池 在肘区，在尺泽与肱骨外上髁连线中点凹陷处。

合谷 在手背上，第一、第二掌骨间，第二掌骨桡侧的中点。

足三里 在小腿前外侧，犊鼻穴下 3 寸，距胫骨前缘一横指。

（3）操作方法：

温和灸 每穴可灸 5～10 分钟，每日 1 次，7 次为 1 个疗程。

隔姜灸 艾炷如麦粒大，每穴灸 5～7 壮，每日 1 次，7 次为 1 个疗程。

药物灸 取适量大蒜捣烂备用。先将患者双脚底涂以猪油或凡士林，然后将捣烂的大蒜均匀地铺于薄布上，灸足底涌泉穴（足底部，足趾跖屈时呈凹陷中），外面再穿双袜子。每晚临睡前灸上，第二天早晨除去。

🐦 发热者，加曲池、合谷。

🐦 体弱者，加足三里。

（4）特别提示：

🐦 注意保暖，不要受寒着凉，不要吃寒凉性食物。

🐦 不要吃辛辣刺激性的食物。

🐦 病情严重者要及时到医院诊治。

72 蛔虫病

（1）主穴：

中脘　在上腹部，前正中线上，脐中上4寸。

天枢　在腹中部，脐中旁开2寸。

百虫窝　髌骨内上方3寸。

足三里　在小腿前外侧，犊鼻穴下3寸，距胫骨前缘一横指。

大横　在腹中部，脐中旁开4寸。

三阴交　在小腿内侧，足内踝尖上3寸，胫骨内侧缘后方。

（2）配穴：

鸠尾　剑突端处。

阳陵泉　在小腿外侧，腓骨小头前下方凹陷中。

胆俞　在背部，第十胸椎棘突下，旁开1.5寸。

（3）操作方法：

温和灸　每穴可灸10～20分钟，每日1次，7次为1个疗程。

雀啄灸　每穴可灸10～20分钟，每日1次，7次为1个疗程。

�️ 肚子绞痛、四肢冰凉、出冷汗者，加鸠尾、阳陵泉。

�️ 右侧肋骨部位疼痛像有东西在钻一样者，加胆俞。

（4）特别提示：

�️ 本病大多是因为不注意卫生所引起的，应教育儿童养成良好的卫生习惯，饭前便后要洗手，勤剪指甲，不吃手指，不生吃不干净瓜果，不喝生水。

�️ 教育儿童锻炼身体，增强体质。

�️ 搞好生活环境卫生，尤其是在农村应做好粪便管理，保持水源及食物不受污染。

73 小儿呕吐

（1）主穴：

脾俞　在背部，第十一胸椎棘突下，旁开1.5寸。

胃俞 在背部，第十二胸椎棘突下，旁开 1.5 寸。

足三里 在小腿前外侧，犊鼻穴下 3 寸，距胫骨前缘一横指。

内关 在前臂掌侧，曲泽与大陵的连线上，腕横纹上 2 寸，掌长肌腱与桡侧腕屈肌腱之间。

（2）配穴：

中脘 在上腹部，前正中线上，脐中上 4 寸。

天枢 在腹中部，脐中旁开 2 寸。

内庭 在足背，第二、第三趾间的缝纹端。

神阙 在腹中部，脐中央。

太冲 在足背，第一、第二跖骨结合部前方凹陷中。

（3）操作方法：

温和灸 每穴可灸 15～20 分钟，每日 1 次，5 次为 1 个疗程。

隔姜灸 艾炷如枣核大，每穴可灸 3～5 壮，7 次为 1 个疗程。本法多用于朝食暮吐、神疲肢冷的患儿，且多选神阙穴隔姜灸。

无瘢痕灸 艾炷如黄豆大，每穴可灸 3～5 壮，7 次为 1 个疗程。

☺ 呕吐物酸臭者，加中脘、天枢。

☺ 口渴、喜欢喝水、嘴唇干燥者，加中脘、内庭。

☺ 刚刚吃完就吐出来者，加中脘、神阙。

☺ 频频打嗝，肋骨处胀痛者，加太冲。

（4）特别提示：

☺ 对呕吐患儿要加强护理，尤其反复呕吐易导致脱水、电解质紊乱者，应去医院诊治。

☺ 注意饮食，宜定时定量，不宜太饱，食物宜新鲜、清洁，不要过食煎炒和肥腻、难以消化的食物。

☺ 哺乳不宜过急，以防吞进空气。由于小儿胃小且平，适量哺乳后，应抱正身体，轻拍背部，避免呕吐发生，也可使吸入的空气得以排出。

☺ 呕吐较轻的患儿，可进食易消化的流质或半流质食物，宜少量多次进食。呕吐较重者应暂予禁食。

74 疗疮、疖肿

（1）主穴：

身柱 在背部，后正中线上，第三胸椎棘突下凹陷中。

灵台 在背部，后正中线上，第六胸椎棘突下凹陷中。

阿是穴 压痛点或其他反应点。

（2）配穴：

合谷 在手背上，第一、第二掌骨间，第二掌骨桡侧的中点。

曲池 在肘区，在尺泽与肱骨外上髁连线中点凹陷处。

足三里 在小腿前外侧，犊鼻穴下3寸，距胫骨前缘一横指。

委中 在腘横纹中点，股二头肌腱与半腱肌腱的中间。

十宣 手十指尖端，距指甲0.1寸。

大陵 在腕掌横纹的中点处，掌长肌腱与桡侧腕屈肌腱之间。

（3）操作方法：

雀啄灸 在阿是穴周围敷以蒜泥，暴露疗疮之头，用艾卷雀啄法灸之，痛者灸至不痛，不痛者灸至痛。

十宣、委中穴以三棱针点刺出血。余穴均施泻法。疗疮走黄症情险重，宜配合其他中西医疗法。

☼ 面疗者，加合谷。

☼ 手疗者，加曲池。

☼ 足疗者，加足三里。

☼ 疗疮走黄者，加委中、十宣、大陵。

（4）特别提示：

☼ 不要吃辛辣刺激性的食物。

☼ 不要抓破或挤压患处。

☼ 要特别注意不能乱用药。

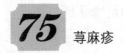 荨麻疹

(1)主穴：

曲池 在肘区，在尺泽与肱骨外上髁连线中点凹陷处。

血海 屈膝,在大腿内侧,髌底内侧端上2寸,股四头肌内侧头的隆起处。

(2)配穴：

风池 在颈部，枕骨之下，与风府相平，胸锁乳突肌与斜方肌上端之间的凹陷中。

膈俞 在背部，第七胸椎棘突下，旁开1.5寸。

(3)操作方法：

温和灸 每穴可灸10～20分钟，每日1次，6次为1个疗程。

隔姜灸 艾炷如枣核大，每穴灸3～5壮，每日1次，3次为1个疗程。

灯火灸 一般点灸1次即可，慢性者每隔15天灸治1次。

药物灸 取苦参10克，防风5克，氯苯那敏（扑尔敏）0.04克，将三药混合均匀研末，灸神阙穴（在腹中部，脐中央），每日1次，10次为1个疗程。

☺ 瘙痒严重者，加风池、膈俞。

(4)特别提示：

☺ 避免接触过敏原，如药物、鱼虾、花粉等。

☺ 调畅情志，保持大便通畅。由寄生虫所致的应口服驱虫药。

 湿疹

(1)主穴：

大椎 在后正中线上，第七颈椎棘突下凹陷中。

曲池 在肘区，在尺泽与肱骨外上髁连线中点凹陷处。

血海 屈膝,在大腿内侧,髌底内侧端上2寸,股四头肌内侧头的隆起处。

膈俞 在背部，第七胸椎棘突下，旁开1.5寸。

委中 在腘横纹中点，股二头肌腱与半腱肌腱的中间。

三阴交 在小腿内侧，足内踝尖上 3 寸，胫骨内侧缘后方。

（2）配穴：

风池 在颈部，枕骨之下，与风府相平，胸锁乳突肌与斜方肌上端之间的凹陷中。

阴陵泉 在小腿内侧，胫骨内侧后下方凹陷中。

（3）操作方法：

温和灸 每穴灸 10 ～ 20 分钟，每日 1 次，10 次为 1 个疗程。

灯火灸 选用湿疹部位中心及周围边缘局部，隔日点灸 1 次。

隔蒜灸 艾炷如枣核大，每穴灸 5 ～ 7 壮，隔日 1 次，7 次为 1 个疗程。

特殊疗法 取黄丹、黄柏各 30 克研末。渗出液多者，将药面撒敷于患处；渗出液少者，用香油调敷于患处，一般 1 次即显效。

❀ 剧烈刺痒者，加风池、阴陵泉。

（4）特别提示：

❀ 尽可能保持患处干燥，勤换衣裤，以防感染。

❀ 本病属过敏性疾患，应忌食荤腥及刺激性食物，以减少复发次数。

 带状疱疹

（1）主穴：

内关 在前臂掌侧，曲泽与大陵的连线上，腕横纹上 2 寸，掌长肌腱与桡侧腕屈肌腱之间。

委中 在腘横纹中点，股二头肌腱与半腱肌腱的中间。

列缺 屈手腕时，手腕上有一条横纹，手心向前，在腕横纹上 1.5 寸。

合谷 在手背上，第一、第二掌骨间，第二掌骨桡侧的中点。

（2）配穴：

阳陵泉 在小腿外侧，腓骨小头前下方凹陷中。

足三里 在小腿前外侧，犊鼻穴下 3 寸，距胫骨前缘一横指。

三阴交 在小腿内侧，足内踝尖上 3 寸，胫骨内侧缘后方。

环跳 在股外侧部，侧卧屈股，股骨大转子最凸点与骶管裂孔连线的外

1/3 与中 1/3 交点处。

（3）操作方法：

药物灸 每次取一穴，以灯心草一根，约 3 寸长，一端蘸植物油，点燃后迅速将燃着端接触穴位的皮肤，一点即起。施灸处可出现绿豆大的水疱，不必处理，会自行消退。每日 1 次（注意，第二天灸灼时，宜在原灸点之旁边），4 次为 1 个疗程。

☯ 四肢者，加阳陵泉。

☯ 腹部者，加足三里、三阴交。

☯ 臀部者，加环跳。

（4）特别提示：

☯ 不要吃辛辣刺激性的食物，尤其是发物。

☯ 不要挠抓患处，以防止感染。

☯ 严重的要到医院诊治。

 78 牛皮癣

（1）主穴：

曲池 在肘区，在尺泽与肱骨外上髁连线中点凹陷处。

血海 屈膝，在大腿内侧，髌底内侧端上 2 寸，股四头肌内侧头的隆起处。

（2）配穴：

阴陵泉 在小腿内侧，胫骨内侧后下方凹陷中。

三阴交 在小腿内侧，足内踝尖上 3 寸，胫骨内侧缘后方。

膈俞 在背部，第七胸椎棘突下，旁开 1.5 寸。

足三里 在小腿前外侧，犊鼻穴下 3 寸，距胫骨前缘一横指。

（3）操作方法：

温和灸 每穴可灸 10～20 分钟，每日 1 次，7 次为 1 个疗程。

无瘢痕灸 艾炷如米粒大，主要在患部选点施灸，每穴灸 1～3 壮，隔日 1 次。

药物灸 取大蒜适量，捣成泥膏状，灸患处，覆盖纱布，用胶布固定。

每次灸 1 天，5 天灸 1 次，5 次为 1 个疗程。

☽ 瘙痒剧烈者，加阴陵泉、三阴交。

☽ 血虚者，加膈俞、足三里。

（4）特别提示：

☽ 避免各种刺激，如挠抓和热水烫洗，并忌食刺激性食物。

☽ 注意调畅情志，适当休息，保证充足睡眠。

 疣

（1）主穴：

外关 在前臂背侧，阳池与肘尖的连线上，腕背横纹上 2 寸，尺骨与桡骨之间。

养老 在前臂背面尺侧，尺骨小头近端桡侧凹陷中。

（2）配穴：

☽ 阿是穴（压痛点或其他反应点）。

（3）操作方法：

直接灸 将艾炷置于疣的顶端施灸，连灸 3 壮，一般 3 天后疣自行脱落，局部不留瘢痕。

灯火灸 先把疣顶上边的白色头去除，在瘢痕的基底部灸灼 1 次，5～7 天结痂脱落而愈。

药物灸 取鸦胆子适量，捣成泥膏，然后将胶布剪 1 个和疣体一样大的圆洞，用胶布套住疣体以保护周围皮肤，并将鸦胆子灸于疣体，上盖纱布，用胶布固定，每次灸 1 天，3 天 1 次。

（4）特别提示：

☽ 避免进食刺激性较大的食物，如辛辣或腥味食物。

☽ 调畅情志，保持大便通畅。

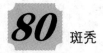 **斑秃**

（1）主穴：

百会 后发际正中直上 7 寸，或头部正中线与两耳尖连线的交点处。

大椎 在后正中线上，第七颈椎棘突下凹陷中。

（2）配穴：

阿是穴 压痛点或其他反应点。

（3）操作方法：

温和灸 每穴可灸 5～10 分钟，每日 1 次，7 次为 1 个疗程。

隔姜灸 艾炷如枣核大，每穴灸 3～5 壮，隔日 1 次，5 次为 1 个疗程。

隔蒜灸 艾炷如黄豆大，每穴灸 3～5 壮。隔日 1 次，5～7 次为 1 个疗程。

化脓灸 第五胸椎压痛点，灸 3 次可愈。

（4）特别提示：

♡ 调畅情志，保证充分睡眠和营养。

♡ 少食刺激性较强的食物，如辛辣、腥味食物。

 白癜风

（1）主穴：

侠溪 在足背外侧，第四、第五趾间的缝纹端。

风池 在颈部，枕骨之下，与风府相平，胸锁乳突肌与斜方肌上端之间的凹陷中。

（2）配穴：

阿是穴 压痛点或其他反应点。

（3）操作方法：

主穴灸法 一般仅取主穴，如效果不好，加配穴。侠溪，用三棱针点刺，使该部位皮肤出血，如果没出血可以在点刺的部位拔罐。每次取一侧，两侧交替进行，每周点刺 1 次。风池穴，用无瘢痕灸，用麦粒大小的艾炷，灸 3 壮（不宜起水疱）。所用药为五倍子、桑叶、威灵仙、当归、川芎、白豆蔻各

100克，石菖蒲、白芥子各30克，全蝎10克，共研细末。每周灸1次。

阿是穴用艾条灸法 先将白纸剪1个与皮损部位等大的洞，以遮住周围正常的皮肤。将艾条点燃后，对准白斑处，距离以患者能耐受为宜，可由外向内施回旋灸（用艾卷点燃的一端在施灸的皮肤上进行前、后、左、右的周旋移动），逐渐缩小范围。开始时，每次将白斑灸至呈粉红色（高度充血），每日1次，连灸7～8日。以后每次灸至白斑部呈红色或接近正常肤色，改为每日灸1～2次，直至与正常肤色相同。再灸3～5次，以巩固效果。

隔药灸 先用酒精消毒阿是穴，上涂一层薄薄的金黄膏，再用艾条施回旋灸30分钟，全身广泛发作的可以对全身分区施治。灸后擦净患部，每日1次，12次为1个疗程。加服还原丹，大于15岁的，每次吃1丸，每天吃3次；小于15岁的，每次吃1丸，每天吃2次。

（4）特别提示：

☺ 保持心情愉快，不要生气。

☺ 不要吃刺激性较强的食物，如辛辣、腥味食物。

82 痤疮

（1）主穴：

合谷 在手背上，第一、第二掌骨间，第二掌骨桡侧的中点。

曲池 在肘区，在尺泽与肱骨外上髁连线中点凹陷处。

内庭 在足背，第二、第三趾间的缝纹端。

阳白 在前额部，瞳孔直上，眉上1寸。

四白 在面部，瞳孔直下，眶下孔凹陷中。

（2）配穴：

阴陵泉 在小腿内侧，胫骨内侧后下方凹陷中。

天枢 在腹中部，脐中旁开2寸。

支沟 腕背横纹上3寸，尺骨与桡骨之间。

血海 屈膝，在大腿内侧，髌底内侧端上2寸，股四头肌内侧头的隆起中。

三阴交 在小腿内侧，足内踝尖上3寸，胫骨内侧缘后方。

（3）操作方法：

雀啄灸 每穴可灸5～15分钟，每日1次，10次为1个疗程。以泻法为主。

特殊疗法 选取耳穴中的耳尖、肺、大肠、内分泌、交感几个穴，用毫针刺，耳尖点刺放血。

☯ 大便干燥者，加阴陵泉、天枢、支沟。

☯ 月经不调者，加血海、三阴交。

（4）特别提示：

☯ 调畅情志，少食辛辣、油腻等刺激性食物。

☯ 局部勿滥涂抹外用药物，勿用手挤压，以防感染。

☯ 多食新鲜蔬菜、水果等，保持大便畅通。

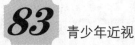 青少年近视

（1）主穴：

攒竹 在面部，眉头凹陷中，眶上切迹处。

太阳 眉梢与目外眦之间向后约1寸凹陷中。

四白 在面部，瞳孔直下，眶下孔凹陷中。

肝俞 在背部，第九胸椎棘突下，旁开1.5寸。

光明 在小腿外侧，外踝尖上5寸，腓骨前缘。

（2）配穴：

风池 在颈部，枕骨之下，与风府相平，胸锁乳突肌与斜方肌上端之间的凹陷中。

大椎 在后正中线上，第七颈椎棘突下凹陷中。

行间 在足背，第一、第二趾间的缝纹端。

印堂 两眉中间的凹陷中。

阳白 在前额部，瞳孔直上，眉上1寸。

（3）操作方法：

温和灸 每穴可灸10～20分钟，每日1次，10次为1个疗程。

特殊疗法 取耳穴眼、肝、肾等，以王不留行籽贴压，每日按揉3～5次，

左右两耳交替运用，7日为1个疗程，换药1次。

☺ 眼睛痒痛者，加风池、大椎、行间。

☺ 头痛者，加印堂、阳白。

（4）特别提示：

☺ 应养成卫生的用眼习惯，或经常做眼保健操，不可过久用眼，或在强光或昏暗条件下用眼。

☺ 患者应加强体育锻炼，保证充分营养。

 远视

（1）主穴：

睛明 在面部，目内眼角上方凹陷中。

鱼腰 眉毛的中心。

太阳 眉梢与目外眦之间向后约1寸凹陷中。

（2）配穴：

肝俞 在背部，第九胸椎棘突下，旁开1.5寸。

肾俞 在腰部，第二腰椎棘突下，旁开1.5寸。

（3）操作方法：

温和灸 每穴可灸5～15分钟，每日1次，7次为1个疗程。

药物灸 取决明子20克，珍珠粉10克，研为末，以适量醋调灸肝俞、肾俞穴，以胶布固定，2日换药1次。

☺ 看东西模糊者，加肝俞。

☺ 腰酸腿软者，加肾俞。

（4）特别提示：

☺ 本病患者可按揉上述相应的穴位，以达到保健目的。

☺ 适当进行户外活动，加强营养。

85 流泪症

(1)主穴：

睛明 在面部，目内眼角上方凹陷中。

攒竹 在面部，眉头凹陷中，眶上切迹处。

承泣 在面部，瞳孔直下，眼球与眶下缘之间。

(2)配穴：

肝俞 在背部，第九胸椎棘突下，旁开1.5寸。

肾俞 在腰部，第二腰椎棘突下，旁开1.5寸。

合谷 在手背上，第一、第二掌骨间，第二掌骨桡侧的中点。

行间 在足背，当第一、第二趾间的缝纹端。

隐白 在足大趾末节内侧，距趾甲角0.1寸。

(3)操作方法：

温和灸 每穴可灸10～20分钟，每日1次，7次为1个疗程。睛明可温针灸。

雀啄灸 每穴可灸10～20分钟，每日1次，7次为1个疗程。

☺ 迎风流泪、眼泪清稀者，加肝俞、肾俞。

☺ 眼泪黏浊、眼睛有热感者，加合谷、行间、隐白。

(4)特别提示：

☺ 本病施用灸疗的同时应明确诊断，针对原发病对症治疗。

☺ 本病患者要注意个人卫生，保持眼部清洁。

86 眼睑下垂

(1)主穴：

攒竹 在面部，眉头凹陷中，眶上切迹处。

丝竹空 眉梢处凹陷中。

阳白 在前额部，瞳孔直上，眉上1寸。

足三里 在小腿前外侧，犊鼻穴下3寸，距胫骨前缘一横指。

三阴交 在小腿内侧，足内踝尖上3寸，胫骨内侧缘后方。

关元 在下腹部，前正中线上，脐中下3寸。

中脘 在上腹部，前正中线上，脐中上4寸。

(2) 配穴:

风池 在颈部，枕骨之下，与风府相平，胸锁乳突肌与斜方肌上端之间的凹陷中。

合谷 在手背上，第一、第二掌骨间，第二掌骨桡侧的中点。

命门 在腰部，后正中线上，第二腰椎棘突下凹陷中。

(3) 操作方法:

温和灸 每穴可灸10～20分钟，每日1次，10次为1个疗程。

隔姜灸 取足三里、中脘、三阴交、关元穴，隔约2毫米厚的姜片，艾炷如枣核大，每穴可灸4～5壮，每日1次，10次为1个疗程。

☺ 上眼皮下垂、微微怕风寒者，加风池、合谷。

☺ 先天不足者，加命门。

(4) 特别提示:

☺ 本病施用灸疗时，可循经取用足太阳膀胱经经穴，也可兼用其他疗法，尤其是重症肌无力患者应配合药物进行治疗。

☺ 本病患者自身可结合按摩方法按揉相应穴位以达到促进康复的目的。

☺ 注意适当休息，避免过重的体力活动及局部冷风刺激。

 87 耳鸣

(1) 主穴:

听宫 在面部，耳屏前，下颌骨髁状突的后方，张口时呈凹陷中。

翳风 耳垂后方，下颌角与乳突间凹陷中。

肾俞 在腰部，第二腰椎棘突下，旁开1.5寸。

太冲 在足背，第一、第二跖骨结合部前方凹陷中。

(2) 配穴:

外关 在前臂背侧，阳池与肘尖的连线上，腕背横纹上2寸，尺骨与桡骨之间。

行间 在足背，第一、第二趾间的缝纹端。

阳陵泉 在小腿外侧，腓骨小头前下方凹陷中。

丘墟 在足外踝前下方，趾长伸肌腱的外侧凹陷中。

（3）操作方法：

温和灸 每穴可灸5～10分钟，每日1次，5次为1个疗程。

隔姜灸 艾炷如麦粒大，每穴灸5～7壮，隔日1次，5～10次为1个疗程。

☯ 口苦，咽喉干燥者，加外关、行间。

☯ 肋骨处疼痛者，加阳陵泉、丘墟。

（4）特别提示：

☯ 本病患者应注意当出现耳鸣症状时，应加强自我保养，可结合自我按摩法。其具体方法：患者先以两手掌心紧按耳朵眼，同时以四指反复敲击后脑勺部或耳朵后面，然后手掌起伏，使耳朵眼有规律地开合，坚持每天早晚各做数分钟。

☯ 患者日常生活中还应注意劳逸结合，慎喜怒、避房劳，少食辛辣等刺激性食物，戒烟酒。

 耳聋

（1）主穴：

听宫 在面部，耳屏前，下颌骨髁状突的后方，张口时呈凹陷中。

翳风 耳垂后方，下颌角与乳突间凹陷中。

中渚 在手背部，第四、第五掌骨小头后缘之间凹陷中，液门穴后1寸。

肾俞 在腰部，第二腰椎棘突下，旁开1.5寸。

太溪 在足内侧、内踝后方，内踝尖与跟腱之间的凹陷中。

（2）配穴：

合谷 在手背上，第一、第二掌骨间，第二掌骨桡侧的中点。

外关 在前臂背侧，阳池与肘尖的连线上，腕背横纹上2寸，尺骨与桡骨之间。

行间 在足背，第一、第二趾间的缝纹端。

阳陵泉 在小腿外侧，腓骨小头前下方凹陷中。

期门 在胸部，乳头直下，第六肋间隙，前正中线旁开4寸。

（3）操作方法：

温和灸 每穴可灸5～10分钟，每日1次，5次为1个疗程。

隔姜灸 艾炷如麦粒大，每穴灸5～7壮，隔日1次，7～10次为1个疗程。

☺ 口苦，咽痛者，加合谷、外关、行间。

☺ 两侧肋骨处疼痛者，加阳陵泉、期门。

（4）特别提示：

☺ 患者应注意营养，若此病与某些药物有关要及时停用。灸法对耳膜穿孔、肿瘤所致的器质性以及先天性耳聋效果较差。

☺ 患者日常生活中还应注意劳逸结合，平衡心理，避房劳，尽量少食辛辣刺激性食物，戒烟酒。

 内耳眩晕症

（1）主穴：

百会 后发际正中直上7寸，或头部正中线与两耳尖连线的交点处。

内关 在前臂掌侧，曲泽与大陵的连线上，腕横纹上2寸，掌长肌腱与桡侧腕屈肌腱之间。

行间 在足背，第一、第二趾间的缝纹端。

太溪 在足内侧、内踝后方，内踝尖与跟腱之间的凹陷中。

（2）配穴：

丰隆 在小腿前外侧，外踝尖上8寸，条口外1寸。

中脘 在上腹部，前正中线上，脐中上4寸。

肾俞 在腰部，第二腰椎棘突下，旁开1.5寸。

足三里 在小腿前外侧，犊鼻穴下3寸，距胫骨前缘一横指。

（3）操作方法：

温和灸 每穴可灸15～20分钟，每日1次，10次为1个疗程。

隔姜灸 艾炷如黄豆大，每穴可灸 5～7 壮，隔日 1 次，5 次为 1 个疗程。

无瘢痕灸 艾炷如黄豆大，每穴灸 3～5 壮，隔日 1 次，5 次为 1 个疗程。

☺ 恶心呕吐者，加丰隆、中脘。

☺ 神疲乏倦者，加肾俞、足三里。

(4) 特别提示：

☺ 患者不宜过度劳累，要加强调养，多安静卧床，少坐车船。

☺ 药物中毒引起的眩晕应配合中、西药物治疗。

 慢性鼻炎

(1) 主穴：

印堂 两眉中间的凹陷中。

迎香 鼻翼旁 0.5 寸，鼻唇沟中。

合谷 在手背上，第一、第二掌骨间，第二掌骨桡侧的中点。

肺俞 在背部，第三胸椎棘突下，旁开 1.5 寸。

(2) 配穴：

上星 囟会穴前 1 寸或前发际正中直上 1 寸。

禾髎 在上唇上外侧，鼻孔外缘直下，上唇上 1/3 与中 1/3 的交界点。

(3) 操作方法：

温和灸 每穴灸 10～20 分钟，每日 1 次，7 次为 1 个疗程。

隔姜灸 艾炷如枣核大，每穴灸 3～7 壮。每日 1 次，7 次为 1 个疗程。

☺ 鼻涕多者，加上星、禾髎。

(4) 特别提示：

☺ 患者应注意防寒保暖，尤其温差变化较大的时候，慎防外邪入侵。

☺ 应注意清洁鼻腔，保持鼻道通畅及鼻咽、口腔的卫生。

☺ 患者要重视体育锻炼，增强体质，促进本病康复。

91 牙痛

（1）主穴：

下关 在面部耳前方，颧弓与下颌切迹之间的凹陷中。

颊车 在面颊部，下颌角前上方约一横指，咀嚼时咬肌隆起，按之凹陷中。

合谷 在手背上，第一、第二掌骨间，第二掌骨桡侧的中点。

（2）配穴：

内庭 在足背，第二、第三趾间的缝纹端。

二间 微握拳，在手第二掌指关节前，桡侧凹陷中。

太溪 在足内侧、内踝后方，内踝尖与跟腱之间的凹陷中。

太冲 在足背，第一、第二跖骨结合部前方凹陷中。

（3）操作方法：

温和灸 每穴可灸 10～20 分钟，每日 1 次，5 次为 1 个疗程。

雀啄灸 每穴可灸 10～20 分钟，每日 1 次，5 次为 1 个疗程。

隔姜灸 艾炷如枣核大，每穴灸 5～7 壮，牙痛发作时灸用。

隔蒜灸 艾炷如枣核大，每穴灸 5～7 壮，牙痛发作时灸。

☾ 口臭、大便干燥、疼痛严重者，加内庭、二间。

☾ 腰酸腿软、牙齿微微感到疼痛、牙齿松动者，加太溪、太冲。

（4）特别提示：

☾ 用灸时可考虑经络的循行，对上齿痛多选用内庭穴，下齿痛多选用合谷穴，可增强疗效。

☾ 应避免冷、热、酸、甜等食物刺激，以减少发作次数或减轻症状。

☾ 患者平常应注意加强口腔卫生，如发现龋齿应及时采取综合治疗。

养生保健美容

 常灸哪些穴位能够延年益寿？

☯ 足三里（在小腿前外侧，犊鼻穴下3寸，距胫骨前缘一横指）是强壮要穴，常灸此穴有固肾益精、益气养血、温运脾阳，健胃厚肠，预防早衰之功效。《备急千金要方》曾强调，如果想要健康长寿，则应该常常灸足三里。研究表明，常灸足三里，能增进食欲，强健体质，使人精力旺盛，免疫功能增强。灸足三里还有抗血液凝聚作用，能预防血栓形成。日本医生称其为"长寿穴"。

☯ 气海（在下腹部，前正中线上，脐中下1.5寸）也是强壮要穴。灸之能壮阳益气、安神补脑、固肾益精、健脾益胃、固冲任之气。《针灸资生经》说，人体脏腑虚损，真气不足，各种急性疾病日久不愈，都可以用灸法治疗。

☯ 命门（在腰部，后正中线上，第二腰椎棘突下凹陷中）有补肾壮阳、健脾益胃、调节精神、强健筋骨之功效。常用于治疗腰腿疼痛、关节痹痛、头昏耳鸣、腹泻食少、下肢浮肿、遗精滑精、气短神怯、老年痴呆等病。

☯ 肾俞（在腰部，第二腰椎棘突下，旁开1.5寸）有补肾壮阳、益气安神、健脾益胃以及强壮作用，多用于治疗肾气虚衰、腰酸疼痛等病，并能振奋精神、消除疲劳。

☯ 神阙（在腹中部，脐中央）。常灸此穴能益气补阳，温肾健脾。宋朝的窦材说用灸法灸神阙穴，可以使人体的各项生理机能都能够协调，各种病邪都不易侵袭，用这个穴位进行灸法，能够治疗多种疾病，使人长寿。

☯ 中脘（在上腹部，前正中线上，脐中上4寸）可健脾益胃、培补后天、增进食欲、益气养血。多治疗脾虚胃弱、吃饭不思、面色萎黄等病。

☺ 涌泉（足底部，足趾跖屈时呈凹陷中）是肾经的第一个穴位。常灸此穴有补肾壮阳及强壮作用。正如俗语说："若要老人安，涌泉常温暖。"常灸此穴可使老人精力旺盛，免疫功能增强，对老年人的哮喘、腰腿酸软无力、失眠多梦、高血压、头痛耳鸣、神经衰弱等有防治作用。

☺ 关元（在下腹部，前正中线上，脐中下 3 寸）为保健要穴，有强壮作用。能温肾固精、补气回阳、清热利湿。对遗精、遗尿、小便频数、月经不调、带下、不孕、虚劳羸瘦、中风脱证等有治疗作用。

 如何祛除面部皱纹？

☺ 去除额纹选头维（在头侧部，额角发际上 0.5 寸，头正中线旁开 4.5 寸）、阳白（在前额部，瞳孔直上，眉上 1 寸）、头临泣（在头部，瞳孔直上入前发际 0.5 寸）、神庭（前发际正中直上 0.5 寸）、印堂（两眉中间的凹陷中）、阿是穴（以压痛点或其他反应点）为主穴。

☺ 去除鱼尾纹选太阳（眉梢与目外眦之间向后约 1 寸凹陷中）、角孙（在头部，折耳郭向前，耳尖直上入发际处）、阿是穴为主穴。

☺ 去除鼻唇纹选迎香（鼻翼旁 0.5 寸，鼻唇沟中）、四白（在面部，瞳孔直下，眶下孔凹陷中）、下关（在面部耳前方，颧弓与下颌切迹之间的凹陷中）、阿是穴为主穴。

☺ 去除颈纹选风池（在颈部，枕骨之下，与风府相平，胸锁乳突肌与斜方肌上端之间的凹陷中）、翳风（耳垂后方，下颌角与乳突间凹陷中）、扶突（喉结旁开 3 寸）、人迎（喉结旁开 1.5 寸）、阿是穴为主穴。配以中脘（在上腹部，前正中线上，脐中上 4 寸）、足三里（在小腿前外侧，犊鼻穴下 3 寸，距胫骨前缘一横指）、曲池（在肘区，在尺泽与肱骨外上髁连线中点凹陷处）、合谷（在手背上，第一、第二掌骨间，第二掌骨桡侧的中点）。

☺ 请注意头部穴位不可直接灸，可采用温灸法，以感觉有热力为度，其他的主穴可用雀啄灸，每次灸 10 ～ 15 分钟，以红润为度。配穴用雀啄灸，每次灸 10 ～ 15 分钟，隔日 1 次，20 次为 1 个疗程。

常灸人体哪些穴位可以美容祛斑？

☺ 合谷（在手背上，第一、第二掌骨间，第二掌骨桡侧的中点）。具有疏风清热、通络、润面泽颜的作用。对头面五官疾患、痤疮、荨麻疹、风疹有效。采用雀啄灸 20～30 分钟。

☺ 曲池（在肘区，在尺泽与肱骨外上髁连线中点凹陷处）。具有祛风解表、调和营卫、除疹止痒的作用。可用于瘾疹、脂溢性皮炎、荨麻疹、痤疮。采用雀啄灸 20～30 分钟。若治荨麻疹，配伍足三里、膈俞（在背部，第七胸椎棘突下，旁开 1.5 寸）、血海效果更好。

☺ 足三里（在小腿前外侧，犊鼻穴下 3 寸，距胫骨前缘一横指）。具有健脾和胃、调补气血、健体美容的作用。对虚劳羸瘦、面部皱纹、面色萎黄、痤疮等有较好的疗效。采用隔姜灸 10～30 分钟。若配曲池可治荨麻疹。

☺ 血海（屈膝，在大腿内侧，髌底内侧端上 2 寸，股四头肌内侧头的隆起处）。具有调和气血、散风祛湿的作用。适用于湿疹、荨麻疹、黄褐斑（蝴蝶斑）、斑秃、面部色素沉着。采用雀啄灸 20～30 分钟。

☺ 三阴交（在小腿内侧，足内踝尖上 3 寸，胫骨内侧缘后方）。具有健脾化湿、疏肝益肾的作用。对痤疮、脱发、脂溢性皮炎有效。采用隔盐灸 10～20 分钟。

☺ 期门（在胸部，乳头直下，第六肋间隙，前正中线旁开 4 寸）。具有疏肝理气、健脾和胃的作用。主治胸胁痛及肝脾不和、肝胃不和所致的面色不华（面色缺少光泽）。采用雀啄灸 20～30 分钟。

☺ 中脘（在上腹部，前正中线上，脐中上 4 寸）。具有健脾利湿、和胃降逆、润肤益容的作用。对面部皱纹、萎黄无华、荨麻疹、酒糟鼻等有效。采用隔姜灸 20～30 分钟。

☺ 气海（在下腹部，前正中线上，脐中下 1.5 寸）。具有升阳补气、补虚固本、增肌减肥的作用。对脱发、面部皱纹、虚劳羸瘦等有一定疗效。采用隔姜灸 20～30 分钟。

☺ 关元（在下腹部，前正中线上，脐中下 3 寸）。具有温肾补气、增肌减肥的作用。对疔疮、面部皱纹、肥胖症等有一定效果。采用隔附子灸20～30分钟。

☺ 大椎（在后正中线上，第七颈椎棘突下凹陷中）。具有解表清热、清脑宁神、除疹益颜的作用。可治疗头项强痛（头痛、后背痛）、肩背痛、风疹、湿疹、颜面疔疮。采用隔姜灸20～30分钟。

☺ 心俞（在背部，第五胸椎棘突下，旁开1.5寸）。具有宁心安神、养血润肤的作用。对面色青紫、晦暗无华或灰白、痤疮等有效。采用雀啄灸20～30分钟。

☺ 督俞（在背部，第六胸椎棘突下，旁开1.5寸）。具有养血益智、祛风止痒的作用。对颊肿（脸肿）、痤疮、脱发、皮肤瘙痒等有效。采用隔附子灸20～30分钟。

☺ 肝俞（在背部，第九胸椎棘突下，旁开1.5寸）。具有疏肝理气、养血明目、悦颜的作用。对颜面色素沉着、蝴蝶斑、蜘蛛痣、黄疸等有效。采用隔盐灸20～30分钟。

☺ 脾俞（在背部，第十一胸椎棘突下，旁开1.5寸）。具有健脾利湿、和胃降逆、强肌润肤的作用。对颜面萎黄、肌肉松弛、面部浮肿、肢体乏力有效。采用隔附子灸20～30分钟。

☺ 肾俞（在腰部，第二腰椎棘突下，旁开1.5寸）。具有补肾益精、壮腰利湿、乌须健发的作用。对耳鸣耳聋、面色黧黑、脱发、少白头、黄褐斑等有效。采用隔姜灸20～30分钟。

☺ 胃俞（在背部，第十二胸椎棘突下，旁开1.5寸）。具有和胃理气、化湿消滞的作用。对肥胖症、口臭、消瘦、酒糟鼻等有效。采用隔盐灸20～30分钟。

☺ 肺俞（在背部，第三胸椎棘突下，旁开1.5寸）。具有宣肺、平喘、理气、润肤、泽毛的作用。对皮毛憔悴（皮肤粗糙）、开裂、荨麻疹、咳嗽、皮肤瘙痒、气喘有效。采用隔盐灸20～30分钟。

附　穴位图

手太阴肺经图

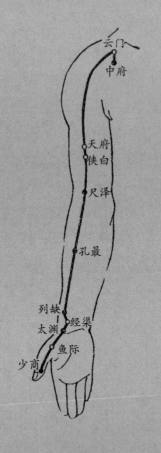

手阳明大肠经图

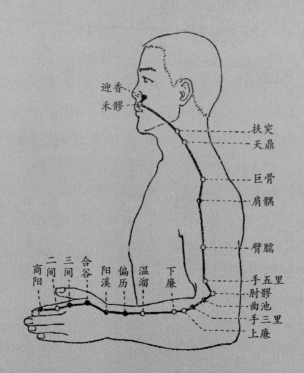

足阳明胃经图

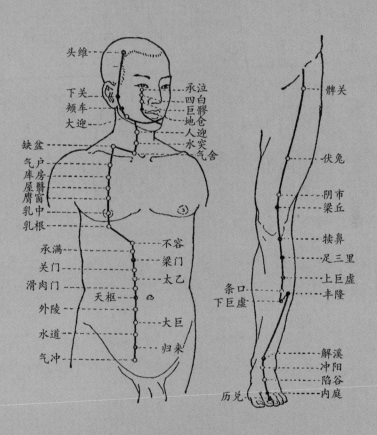

头维
下关
颊车
大迎
缺盆
气户
库房
屋翳膺窗
乳中
乳根
承满
关门
滑肉门
天枢
外陵
水道
气冲

承泣
白四巨髎
地仓
人迎
水突气舍

不容
梁门
太乙

大巨
归来

髀关
伏兔
阴市
梁丘
犊鼻
足三里
上巨虚
丰隆

条口
下巨虚

解溪
冲阳
陷谷
内庭

历兑

足太阴脾经图

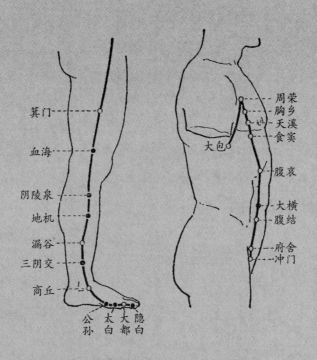

手少阴心经图

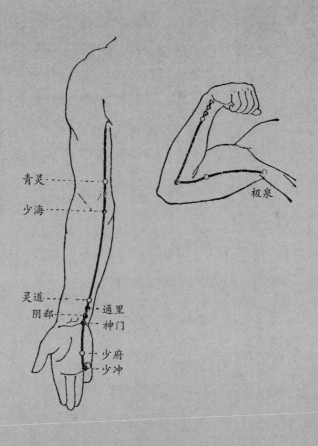

青灵

少海

灵道

阴郄

通里

神门

少府

少冲

极泉

手太阳小肠经图

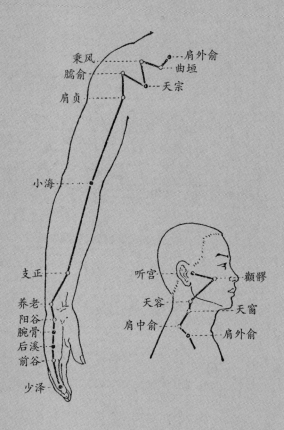

足太阳膀胱经图

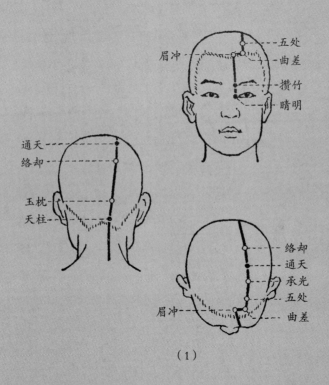

（1）

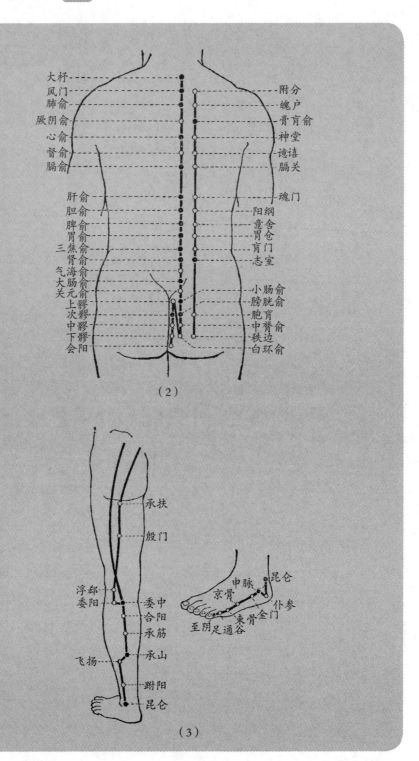

（2）

（3）

足少阴肾经图

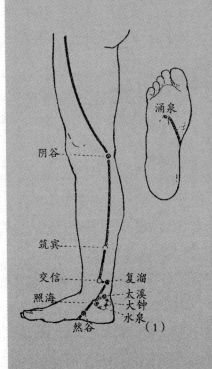

阴谷

涌泉

筑宾

交信　复溜

照海　太溪　大钟

然谷　水泉

（1）

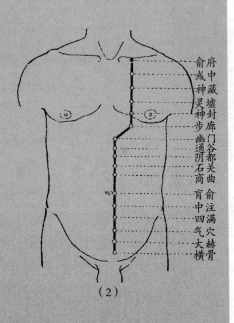

府中藏封门谷都关曲俞注满穴赫骨
俞彧神灵神步幽通阴石肓中四气大横

（2）

手厥阴心包经图

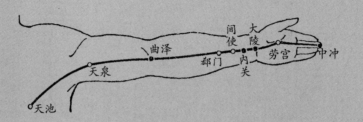

手少阳三焦经图

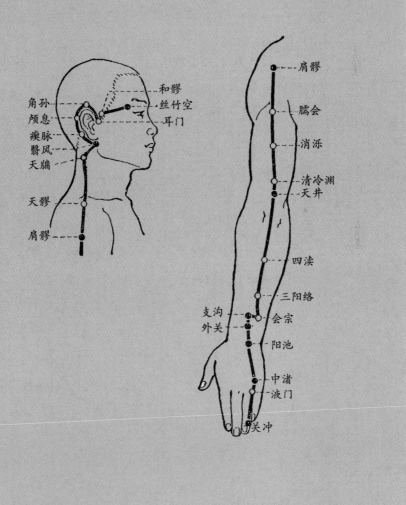

足少阳胆经图

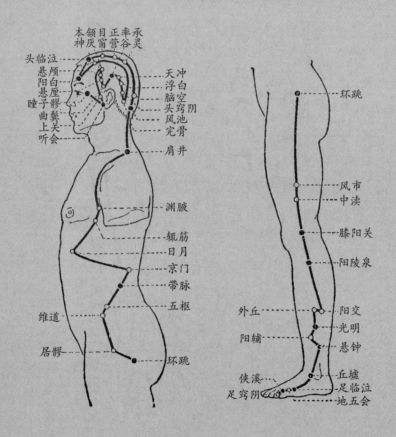

足厥阴肝经图

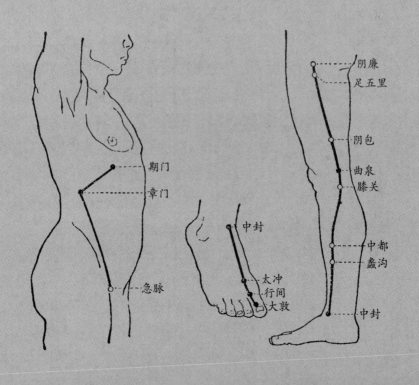

任脉图

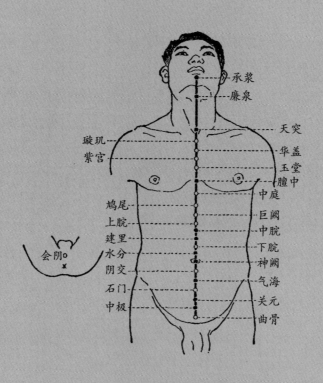

承浆
廉泉
天突
璇玑
紫宫
华盖
玉堂
膻中
中庭
鸠尾
巨阙
上脘
中脘
建里
下脘
会阴
水分
神阙
阴交
气海
石门
关元
中极
曲骨

督脉图

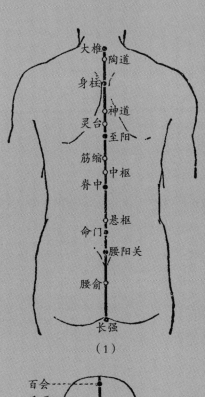

（1）

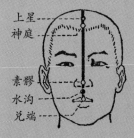

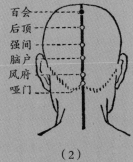

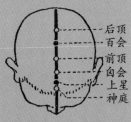

（2）